AF396862

Dr Joseph ROUÉ
Médecin stagiaire au Val-de-Grâce

DU

TROPHŒDÈME

DANS

l'Hystérie et l'Épilepsie

*L'existence d'un œdème mérite
toujours de fixer l'attention.*
Potain, 1897.

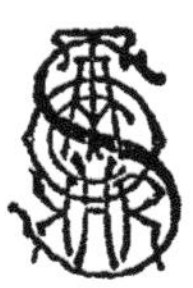

A. STORCK & Cie, Imprimeurs-Éditeurs. LYON
PARIS, 16, Rue de Condé, près l'Odéon

—

1904

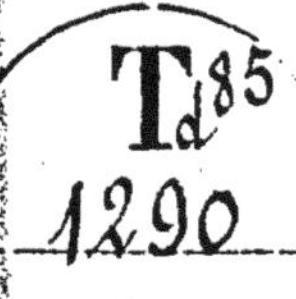

Dʳ Joseph ROUÉ

Médecin stagiaire au Val-de-Grâce

DU

TROPHŒDÈME

DANS

l'Hystérie et l'Épilepsie

*L'existence d'un œdème mérite
toujours de fixer l'attention.*
Potain, 1897.

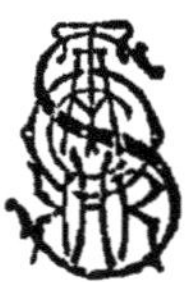

A. STORCK & Cⁱᵉ, Imprimeurs-Éditeurs. LYON
PARIS, 16, Rue de Condé, près l'Odéon

—

1904

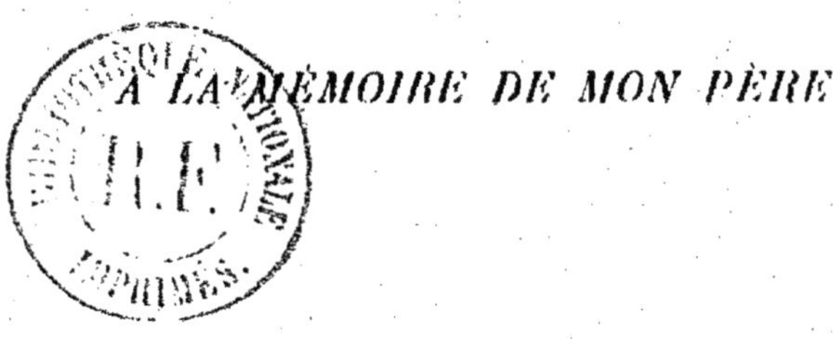

A LA MÉMOIRE DE MON PÈRE

A MA MÈRE

*Témoignage de sincère affection
et de profonde reconnaissance.*

A TOUS CEUX QUI ME SONT CHERS

INTRODUCTION

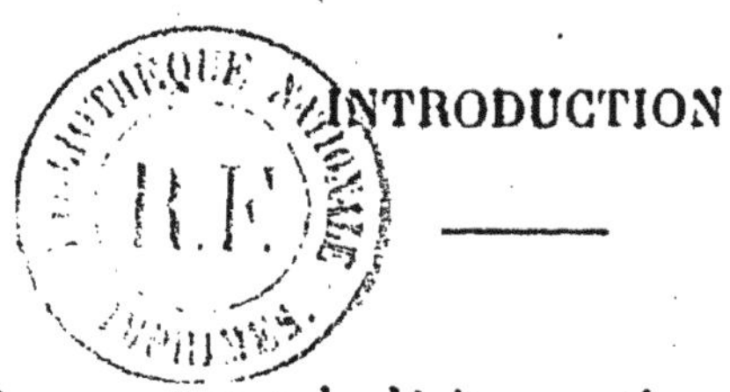

On a coutume de désigner aujourd'hui sous le nom
général d'œdèmes névropathiques des gonflements
pouvant siéger sur toutes les parties du corps, mais
ayant presque toujours une répartition segmentaire
et dont l'origine ne peut être expliquée ni par une
gêne circulatoire quelconque — lésion valvulaire du
cœur ou altération du filtre rénal — ni par un pro-
cessus inflammatoire général ou local.

Depuis déjà plusieurs années on a remarqué le rôle
important que joue le système nerveux dans la
genèse des troubles trophiques en général. C'est
qu'en effet, les lésions du cortex, de la moelle, des
nerfs périphériques et même, d'après certains
auteurs, les lésions du sympathique et de ses ganglions, de quelque nature qu'elles soient (hémorragie, ramollissement, sclérose, etc.) peuvent intervenir dans la production des œdèmes névropathiques.

A côté des œdèmes à cause connue, c'est-à-dire
avec lésion du système nerveux central ou périphérique, il en est d'autres dont l'origine nerveuse est
indiscutable, mais dont la cause nous échappe

encore puisque jusqu'ici on n'a pu déceler aucune lésion organique capable de les expliquer. C'est bien le cas de ces œdèmes que l'on rencontre dans les deux grandes névroses : l'hystérie et l'épilepsie.

Nous nous occuperons seulement de cette seconde catégorie.

Pour bien mettre en évidence le caractère trophique de ces œdèmes, nous les avons appelés des trophœdèmes. Ce mot, que nous empruntons à Henry Meige, pourrait, il est vrai, comprendre d'autres œdèmes (circonscrit, angio-neurotique ou névropathique) que nous ne voulons pas traiter ici ; il a au moins pour lui le mérite de la brièveté.

Mais parlant de trophœdèmes nous ne pouvions passer sous silence les quelques cas qui ont été publiés dernièrement sous ce nom, et dans lesquels l'origine de l'œdème est inconnue, quoique probablement nerveuse. En effet, plusieurs de ces observations nous présentent dans leur caractère familial un rapprochement curieux avec l'hérédité nerveuse si importante dans la production des deux névroses : l'hystérie et l'épilepsie.

Comme on le voit, le sujet que nous entreprenons est plein encore d'obscurité ; aussi nous n'avons pas l'intention de faire un travail didactique sur la question ; il n'aurait pour base que de pures hypothèses. Nous avons cru faire œuvre plus utile en groupant les observations isolées de trophœdèmes ou d'œdèmes blancs qui ont été publiées dans ces dernières années ; et ensuite, nous basant sur ces observations et sur quelques autres, à l'appui, qui nous sont personnelles, nous avons voulu mettre au point les connaissances actuelles sur le mode de production de cette curieuse affection.

Avant d'entrer dans notre sujet nous avons à remplir un devoir de reconnaissance :

Envers M. le professeur agrégé Lannois qui nous a inspiré le sujet de cette thèse et qui a bien voulu nous porter quelque intérêt pendant les deux années où nous avons suivi son service des maladies nerveuses. Son enseignement éclairé joint à son extrême bienveillance surent nous faire aimer la neuropathologie. Nous voulons l'assurer ici de notre plus profonde gratitude.

Nous remercions également M. le Dr E. Lançon de l'obligeance qu'il a eue en nous communiquant une observation inédite, et en nous fournissant, avec sa complaisance habituelle, tous les renseignements dont nous avions besoin.

Que M. le professeur Soulier veuille bien agréer nos remerciements pour l'honneur qu'il nous fait en acceptant la présidence de cette thèse.

PREMIÈRE PARTIE

THROPHŒDÈME HYSTÉRIQUE

CHAPITRE PREMIER

Historique.

Il est très curieux d'observer dans l'histoire de l'hystérie l'envahissement progressif de cette névrose dans la symptomatologie de toutes les affections tant médicales que chirurgicales. Il n'est pas de maladies que cette grande menteuse n'ait pu simuler, comme le disait si bien Sydenham (1). « C'est un véritable Protée qui se présente sous autant de couleurs qu'un caméléon. »

Pendant longtemps on avait cependant refusé à cette névrose, sans lésion organique *connue*, le droit de pouvoir produire des lésions matérielles ; ses

---

(1) SYDENHAM : *Médecine pratique de Sydenham avec des notes par feu M. A. Jault*, nouvelle édition, 5e partie. Avignon, an VIII, 1799, p. 479.

attributions étaient purement fonctionnelles. Puis, peu à peu, les observations se sont multipliées, les rapprochements de cause à effet se sont imposés et cette affection impalpable s'est dégagée de son voile mystérieux pour venir s'offrir aux regards scrutateurs des observateurs, qui nous ont, un à un, révélé tous ses secrets. C'est ainsi qu'aujourd'hui il n'est douteux pour personne que l'hystérie peut, à elle seule, donner toutes les manifestations d'une maladie à lésion organique du système nerveux central ou périphérique. Les troubles trophiques sont de ce nombre, et parmi ceux-ci il en est un de très curieux, quoique peu connu : c'est l'œdème.

Le premier en date qui ait rattaché ce phénomène à la névrose hystérique est Sydenham. Voici quelle est, tirée de la *Médecine pratique*, I, la description du maître : « L'affection hystérique ne s'en prend pas seulement à presque toutes les parties internes ; elle attaque aussi quelquefois les parties externes et les muscles, savoir : les mâchoires, les épaules, les mains, les cuisses, les jambes, elle y cause tantôt une douleur et tantôt une enflure, dont celle des jambes est la plus remarquable.

« On peut toujours observer deux choses dans l'enflure des hydropiques, c'est qu'elle est plus considérable le soir et que, quand on la presse avec le doigt, l'impression y reste comme dans de la cire molle. Au contraire l'enflure des personnes hystériques est plus grande le matin et quand on la presse avec le doigt il ne reste aucune marque. Le plus souvent l'enflure n'existe qu'à une des deux jambes. Du reste elle ressemble tellement à celle des hydropiques, soit par sa grandeur, soit par sa superficie, qu'on a bien de la peine à persuader aux personnes malades qu'elles ne sont pas hydropiques. »

Presque toute la séméiologie des œdèmes blancs se trouve dans ces quelques lignes, et malgré tout il semble que la description de l'auteur anglais n'ait pas eu beaucoup de retentissement, car pendant près d'un siècle la question paraît tombée dans l'oubli ; il faut arriver à la thèse de Martin, en 1876 (1), pour voir à nouveau traitée cette question. Cela tient peut-être à ce que Briguet, dont le livre a si longtemps fait autorité, avait nié le phénomène.

Cependant Brodie (2) avait donné une différenciation entre l'œdème des hystériques et l'œdème rhumatismal : « Quelquefois, dit-il, il y a gonflement de la cuisse et de la fesse, qui est l'effet de la turgescence des vaisseaux, ou de l'infiltration du tissu cellulaire, mais plutôt de la turgescence, car les parties ne conservent pas la trace de la pression des doigts. »

Louyer Villermey rapporte l'histoire d'une demoiselle de cinquante ans chez laquelle les crises convulsives alternaient avec un engorgement du genou gauche, de nature hystérique.

Les observations de Carré de Montgeron (3) semblent bien se rapporter à l'œdème hystérique ; témoin

(1) Martin : *Troubles vaso-moteurs dans l'hystérie*, thèse de Paris, 1876.

(2) Brodie : *Leçons sur les affections nerveuses locales*, traduction du Dr Aigre.

(3) Carré de Montgeron : *La vérité des miracles opérés à l'intercession de M. de Paris.*

cette Marguerite Thibaut, qui, atteinte de paralysie du côté gauche d'origine hystérique avec hydropisie de ce côté et des membres inférieurs guérit subitement sur le tombeau du diacre Paris et cette autre hystérique, Marguerite-Françoise Duchesne, que « suffoquait » une « hydropisie généralisée ».

Mais il faut réellement arriver en 1880 pour voir une observation détaillée de l'œdème hystérique par Damaschino (1), observation que publia Revillout dans la *Gazette des hôpitaux*.

Trois ans plus tard (1883), deux nouvelles observations de A. Fabre (2), professeur de clinique à l'École de Marseille.

Au même moment, Axenfeld et Huchard (3) signalent l'œdème hystérique dans leur traité des névroses ; voici comment ils s'expriment : « On peut, chez les hystériques, observer sur la peau des troubles vaso-moteurs nombreux et très variés, sous forme de congestion ou d'infiltration séreuse (œdème cutané). Cet œdème, de consistance ordinairement dure, accompagne ou suit parfois une paralysie nerveuse et peut disparaître très rapidement ».

L'année suivante Weir Mitchell (4) en donne trois cas nouveaux croyant être le premier à décrire cette singulière affection.

(1) DAMASCHINO : Des troubles trophiques de l'hystérie, *Gazette des hôpitaux*, 1880, p. 561.

(2) A. FABRE : *Nouveaux fragments de clinique médicale, l'hystérie viscérale*, Paris, Delahaye et Lecrosnier édit., p. 100.

(3) AXENFELD et HUCHARD : *Traités des névroses*.

(4) WEIR MITCHELL : Unilateral swelling of hysterical hemiplegia. *The americ. Journ. of mental Science*, vol. LXXXVIII, Philadephia, 1884, p. 94.

En 1885, Julien Weill (1) consacre à l'œdème hystérique le troisième chapitre de sa thèse.

Jusqu'ici toutes les observations publiées ne parlaient que de l'œdème blanc ; mais voici qu'en 1889, à propos d'un malade de son service qu'il montrait à ses élèves, le professeur Charcot (2) dans sa leçon du mardi à la Salpêtrière (tome I, 28 juin 1889) présente une forme nouvelle de l'œdème hystérique qu'il appelle l'œdème bleu.

Cette même année, Gilles de la Tourette et Dutil (3) faisaient paraître dans l'*Iconographie de la Salpétrière* quelques nouvelles observations d'œdème bleu et notaient la superposition fréquente de ces œdèmes aux paralysies et aux contractures.

En 1890, Charcot revient sur ce sujet, toujours dans ses leçons du mardi. Ces leçons furent recueillies par M. Georges Guinon, alors chef de clinique, et l'une d'elles qui parut dans le *Progrès médical* du 11 octobre 1890 nous donne l'opinion du maître. Voici comment il s'exprime : « Je ne vois guère signalée qu'une forme de l'œdème que nous appellerons, si vous voulez, l'œdème blanc des hystériques, celui qui ressemble à s'y méprendre à l'œdème des hydropiques, moins le fait cependant, du moins dans la règle, de l'impression laissée par les doigts. Je n'y ai pas trouvé, autant que je sache, de mention expli-

(1) Julien WEILL : *Œdèmes périphériques d'origine nerveuse*, thèse de Paris, 1885.

(2) CHARCOT : *Leçons du mardi*, recueillies par GUINON, tome II, Leçon du 28 janvier 1889.

(3) GILLES DE LA TOURETTE et DUTIL : Atrophie musculaire dans l'hystérie avec ou sans œdème. *Nouv. Icon. de la Salp.* novembre 1889.

cite d'une autre forme d'œdème, qui, comme celui de Sydenham, est représenté par une tuméfaction ne cédant pas par la pression du doigt, mais qui en diffère par deux caractères essentiels, à savoir : 1° un abaissement de la température locale qui peut aller jusqu'à deux, trois, quatre et même cinq degrés centigrades ; 2° une coloration bleu violacé, quelquefois très foncé, quelquefois simplement lilas, des téguments, d'où cette dénomination d'œdème bleu que j'ai proposée d'adopter parce qu'elle frappe l'œil tout d'abord, si je puis ainsi parler.

« Cette forme d'œdème névropathique ne diffère point, je pense, de l'œdème hystérique déjà connu ; il n'en est qu'une variété, mais assez importante et se présentant en clinique avec des caractères assez tranchés pour mériter une description spéciale. »

A la suite de Charcot une foule d'observations ont été publiées dans lesquelles l'œdème blanc hystérique passait au second plan ; le seul œdème hystérique était l'œdème bleu.

Tels sont les cas cités par Tuffier(1), Trintignan(2), Athanassio (3), Pitres (4), Boix (5), Thibierge (6)

(1) Tuffier : *Œdème hystérique*, 1 obs. in th. Soyez, Paris, 27 décembre 1895.

(2) Trintignan : *Œdème hystérique*, thèse de Paris, 1889.

(3) Athanassio : *Troubles trophiques dans l'hystérie*, thèse de Paris, 1890.

(4) Pitres : *Leçons cliniques sur l'hystérie et l'hypnotisme*, 36° leçon, tome I, 1891.

(5) Boix : Contribution à l'étude de l'œdème bleu hystérique. *Nouv. Icon. de la Salp.*, 1891, p. 65.

(6) Thibierge : Un cas d'œdème bleu hystérique, *Bulletin de la Soc. franç. de Dermat.*, 10 mars 1892.

Mme Bertillon (1), Ern. Wills et Dudlly Cowper (2), Gajkiewicz (3), Wizel (4), Cordosi (5), Thibierge (6), Cosh (7), Delacour (8), Higier (9), Soyez (10), Alelekoff (11), Morel (12), Widal (13), Pardo (14), Warde (15), Gagnoni (16), Léon David (17), Joffroy (18).

(1) Mme Bertillon : Un cas d'œdème hystérique. *Archives de neurologie*, 1892.

(2) Ern. Wills et Dudley Cowper : *Neurotic œdema with a record of five cases*, Brain 1893, p. 182.

(3) Gajkiewicz : Un cas d'œdème hystérique. *Gaz. lek.*, septembre 1893.

(4) Wize : Hystérie avec œdème bleu et certains troubles de la mémoire. *Gaz. lek.* 1893.

(5) Cordosi : Un cas d'œdème hystérique. *Gazetta degli ospedali*, 1893.

(6) Thibierge : Un cas de pseudo-éléphantiasis du membre supérieur chez une femme hystérique. Soc. méd. des hôpitaux 27 avril 1894.

(7) Cosh : Voir dans *Revue Rouvier*, 1894, p. 319.

(8) Delacour : Observation d'œdème hystérique. *Bull. Soc. scientifique de l'Ouest* 1895, tome III.

(9) Higier : Voir *Revue Rouvier*, 30 mars 1895. Œdème aigu et chronique dans quelques névroses, en particulier dans l'hystérie.

(10) Soyez : *Étude clinique sur l'œdème hystérique*, th. de Paris, décembre 1895.

(11) Alelekoff : *Medicinskoïe obozrenie*, 1896, tome XLV. Pathologie de l'œdème bleu, in th. Warde, Paris, 1897.

(12) Morel : Épididymite hystérique avec œdème nerveux et poussées incessantes d'érythème nerveux. *Médecine moderne*, 11 mars 1896.

(13) Widal : Ulcérations buccales, œdèmes, érythème nerveux, orchites probablement d'origine hystérique, *Société méd. des hôp.*, 22 mai 1896.

(14) Pardo : Un cas d'œdème hystérique, *Société des hôpitaux de Rome*, 1896. in th. Warde, Paris 1897.

(15) Warde : *L'œdème hystérique*, th. de Paris, 23 juillet 1897.

(16) E. Gagnoni : in *Revue neurologique*, 1898.

(17) Léon David : *Contribution à l'étude clinique de l'œdème bleu hystérique*, Th. de Paris, 26 janvier 1899.

(18) Joffroy : *Société de neurologie de Paris*, 6 juin 1901.

Puis plus tard l'œdème blanc hystérique entre de nouveau en scène avec la thèse de Soyez (Paris, 1896) où il est relaté, avec les observations de Damaschino, Fabre, Weir, Mitchell, etc., quelques cas personnels.

Follet (1), en 1895, avait donné une observation que nous citons plus loin et qui était un cas d'œdème blanc sans doute hystérique.

L'année suivante, E. Warde parlant de l'œdème hystérique en général, signale la coloration bleue ou blanche, indifféremment suivant les cas ; et cette même année Lourier (2), dans son recueil d'observations assez disparates, donne un cas d'œdème hystérique que nous résumons au chapitre suivant.

En 1901, MM. Raymond et Cestan présentent à la *Société de Neurologie de Paris* l'observation détaillée d'une jeune malade de quatorze ans, atteinte d'un œdème blanc de la main et du bras gauche (voir observation IV).

Dans une autre séance de la Société, en 1902, M. Dufour, à propos d'une malade qu'il présentait, fait remarquer que la limite n'est pas si nettement tranchée que le prétendait Charcot entre l'œdème blanc et l'œdème bleu, puisque chez une même malade on voit cette transformation de l'un dans l'autre s'opérer presque sous les yeux, en l'espace d'une même journée (voir observation V).

(1) Follet : *Œdème névropathique consécutif à des poussées d'œdème angio-neurotique*, thèse de Paris, 1895.

(2) Lourier : *Étude sur l'œdème névropathique éléphantiasique*, thèse de Paris, 1897.

Dans la discussion qui suivit la présentation de Raymond et Certan, M. Étienne, de Nancy, dit avoir observé chez deux jeunes filles, l'une de vingt ans, l'autre de vingt-trois ans, la présence d'un œdème énorme de la main gauche, blanc, indolore, sans élévation de température, survenant régulièrement à chaque époque menstruelle, débutant subitement le premier jour, disparaissant le dernier.

Nous voulons nous-même, par la publication des quelques observations que nous avons prises dans le service du Dr Lannois, montrer que l'œdème blanc n'est pas chose bien rare, puisque même expérimentalement, pour ainsi dire (observation VIII), la constriction d'un membre peut ne pas s'accompagner de la teinte cyanotique habituelle et donner lieu à un œdème blanc.

CHAPITRE II

Classification des œdèmes névropathiques.

———

Sous le nom de trophœdème, M. Henry Meige (1), en 1897, proposait de grouper un certain nombre d'observations d'œdème blanc, dur, indolore, à répartition segmentaire sur les membres.

« Le terme de trophœdème *sans épithète*, disait-il, pourrait être employé d'une façon générale pour désigner tous les œdèmes dystrophiques, de cause encore inconnue, mais vraisemblablement d'origine nerveuse. »

Cet mot serait le cadre d'un seul tableau clinique reproduit par une foule d'affections différentes, mais qui toutes retentissent sur le système nerveux ; on peut donc y faire rentrer tous ces états décrits sous le nom d'éléphantiasis, d'hypertrophie unilatérale, d'adipose sous-cutanée, d'œdème segmentaire, et tous ces œdèmes qualifiés de névropathiques, circons-

(1) HENRY MEIGE : *Communication au IX° Congrès des médecins neurologistes et aliénistes, Angers, 7 août 1898; Presse médicale, 14 décembre 1898.*

crits, angio-neurotiques, névrovasculaires, intermit-
tents, etc.

Mais si l'aspect clinique de l'affection est le même
dans tous les cas, on trouve cependant dans la
marche et la durée de l'œdème un caractère de différenciation permettant de diviser les trophœdèmes en
trophœdèmes aigus et en trophœdèmes chroniques.

Dans la première catégorie se range naturellement
l'œdème aigu circonscrit ou maladie de Quincke.
Voici la description qu'en faisait cet auteur en 1882 :
« Il existe dans la peau et le tissu cellulaire sous-
cutané un œdème circonscrit d'une épaisseur de 2 à
10 centimètres siégeant le plus souvent aux extrémités et surtout au voisinage des articulations, mais
pouvant siéger aussi au tronc et au visage. Le gonflement n'a pas l'aspect aigu, la coloration normale de
la peau peut n'être pas changée, tantôt blanche, tantôt rouge ou normale.

« Il consiste en une sorte de tension et en fourmillements. Les muqueuses peuvent aussi être atteintes
en même temps : les lèvres, le voile du palais, le
pharynx et le larynx, la muqueuse de l'intestin et de
l'estomac. Les gonflements apparaissent et dispa-
raissent rapidement en l'espace de quelques heures
tout au plus de quelques jours et récidivent très
souvent. D'habitude l'état général est peu ou pas du
tout touché. La maladie présente des rapports étroits
avec l'urticaire (1). »

Ce trophœdème aigu reconnaît pour cause un

____

(1) CASSIRER : *Die vasomotorisch.-trophischen Neurosen*, Berlin, 1901.

grand nombre de maladies organiques ou fonctionnelles du système nerveux dans lesquelles l'hystérie occupe une place prépondérante, soit qu'elle se présente manifestement, soit seulement à l'état larvé chez des personnes nerveuses, inquiètes, facilement irritables.

Parmi ces causes il convient de citer : 1° les intoxications par le sulfure de carbone (1), la syphilis (2), l'oxyde de carbone (3), l'alcool (4) (poison nerveux), l'ingestion de poissons (Gunn et Osler), la malaria (Keefe et Matas);

2° Les infections : le rhumatisme (?), la fièvre thyphoïde (?), la scarlatine (Lannois), la variole (Rapin), la rougeole (Hertoghe) :

3° Les maladies organiques du système nerveux : la poliomyélite aiguë (Ashton), la lèpre (Milton), la syringomyélie, l'hydrocéphalie (Widowitz), la paralysie par compression (Wills et Cooper avec en outre tares hystériques), la paraplégie douloureuse (Mathieu et Weill), le tabes dorsalis (Pierret).

4° Les maladies fonctionnelles du système nerveux, c'est-à-dire les névroses : la migraine héréditaire, les névralgies, la maladie de Basedow, les troubles psychiques (Wills et Cooper, dans la folie, Manheimer dans la mélancolie) l'épilepsie et pardessus tout l'hystérie.

(1) MATHIEU et SIKORA : *Soc. méd. des hôpitaux*, 15 juillet 1898.

(2) DRUMMOND: Alcoholic œdeme *Northumberland and Durham med. Soc.*, 11 mars 1897, *British medical Journ*, 27 mars 1897, p. 790.

(3) MATHIEU : *Soc. méd. Hôp.*, 8 juillet 1890.

(4) TCHIRKOFF : Œdèmes vaso-moteurs sans albuminurie, *Revue de médecine*, août 1895.

L'action de l'hystérie comme cause productrice de l'œdème est tellement évidente que c'est la première qui ait été connue et qu'en outre c'est celle qui a fourni le plus d'observations et le plus de travaux.

Dans la seconde catégorie, celle des trophœdèmes chroniques, rentrent les observations où l'affection est à l'état d'accident isolé et qui ont été publiées sous le nom d'œdème rhumatismal chronique (Desnos), pseudo-éléphantiasis neuro-arthritique (Mathieu Thibierge), œdème segmentaire (Debove), myxœdème localisé, éléphantiasis nostras...; le trophœdème héréditaire et familial (Milroy, 22 cas sur 6 générations; Desnos, Higier, Henry Meige, 8 cas sur 4 générations; enfin Lannois, 4 cas sur 3 générations); le trophœdème congénital lequel peut aussi être héréditaire : (Nonne, éléphantiasis congénital, 7 individus sur 3 générations; Tobiesen de Copenhague, 4 individus sur 3 générations; Collet et Beutter (1).

Tous ces faits si diversement qualifiés se présentent cependant sous le même aspect clinique d'un œdème blanc, dur, indolore, occupant un ou plusieurs segments de membre et dont la chronicité est la caractéristique principale; cette chronicité s'étendant même jusqu'aux limites extrêmes de la vie. Le malade meurt avec son trophœdème, sans que jamais son état général en ait été incommodé.

En principe, la distinction semble manifeste entre ces trophœdèmes chroniques et ces dystrophies œdé-

---

(1) Collet et Beutter : Œdème congénital du membre supérieur, *Lyon médical*, 5 avril 1903.

J. Roué.

2

mateuses transitoires s'accompagnant de troubles de la sensibilité, de douleurs, de fourmillements, de changements de coloration de la peau, de phénomènes thermiques, que nous avons appelées trophœdèmes aigus.

Mais en réalité il existe des intermédiaires : le cas de Follet (1) en est un exemple :

OBSERVATION I

Il s'agit d'une femme de quarante-deux ans, sujette dès l'âge de vingt ans à des faiblesses, des pertes de connaissance et des névralgies. A trois reprises différentes elle présenta un œdème mou des membres inférieurs, qui s'accompagnait de vives douleurs dans les cuisses et dans les jambes. A la troisième reprise l'œdème persista, surtout à la jambe droite où il atteignit un volume considérable. L'œdème est devenu dur ; il est blanc, et débute au niveau de la cheville par un repli dit « en pantalon de zouave », de là il remonte en arrière jusqu'au pli fessier, le pied demeurant normal.

L'enflure du membre inférieur droit diminua par le repos au lit, la compression par la bande de caoutchouc, les douches, le massage.

La jambe gauche était également volumineuse, mais la tuméfaction s'arrêtait au niveau du genou : aucun trouble de la sensibilité.

Souffle anémique au cœur ; urines normales.

Excellent état général, dort très peu, trois ou quatre heures par nuit, sauf au moment de ses règles, ce qui dure quatre jours. Dort alors lourdement six à sept heures consécutives.

N'a jamais pris de crises convulsives, mais elle est d'un caractère irritable, très émotive, ressent vivement les impressions même des choses insignifiantes.

(1) FOLLET : *Œdème névropathique consécutif à des poussées d'œdème angio-neurotique*, thèse de Paris, 1895, observation XXXIII, p. 41.

Voilà sans doute un cas d'œdème hystérique qui a passé à l'état chronique après trois poussées douloureuses; c'est l'analogue du cas de M. H. Meige, publié dans la *Nouvelle Iconographie de la Salpêtrière*, 1899, p. 453.

OBSERVATION II (très résumée)

Jeune fille de dix-sept ans, Fe..., présente une enflure de la jambe droite qui dure depuis près de cinq ans, sans phénomènes douloureux et sans aucun trouble de l'état général. L'œdème qui s'arrêtait d'abord au genou a envahi la cuisse jusqu'à sa racine, respectant, en avant, le pli inguinal, le mont de Vénus, et en arrière, la fesse. Le reste du corps est correct, à contours réguliers.

Il existe environ une différence de 10 centim. dans toutes les mesures circonférentielles prises sur les deux membres.

Aucune douleur ni spontanée ni provoquée par les mouvements ou les attouchements. Le cœur et les reins sont en excellent état (il n'y a pas de trace d'albumine dans les urines) ; d'ailleurs l'affection est franchement unilatérale.

Nul souvenir de rhumatisme, aucun désordre des organes du petit bassin, jamais de douleurs sur les trajets vasculaires ou nerveux. Mais en examinant la malade on trouva une hémihypoesthésie nettement arrêtée suivant la ligne médiane et accompagnée d'une anesthésie en botte de la jambe et du pied droit. Par surcroît, on découvrait une diminution notable de l'ouïe à droite, et l'abolition complète du réflexe pharyngien.

La jeune Fe... était nettement hystérique.

Elle faisait partie d'une famille dont six des membres étaient atteints de cette curieuse affection.

Dans la thèse de Lourier (Paris, 1897, p. 34) il y a une observation sous le nom d'œdème névropathique du membre supérieur droit, que nous résumons ici.

(1) LOURIER : *Étude sur l'œdème névropathique éléphantiasique*, thèse de Paris, 2 février 1897.

OBSERVATION III

B... Julie, trente ans, sans hérédité nerveuse, mais ayant eu des crises nerveuses à vingt-neuf ans, pour la première fois : crises se répétant tous les deux ou trois jours et deux ou trois fois dans la même journée.

A l'âge de vingt-quatre ans, un œdème envahit brusquement le membre supérieur droit, débutant par le coude et se propageant d'abord à l'avant-bras et la main, et remontant ensuite jusqu'au moignon de l'épaule qu'il respecta.

C'est un œdème dur avec maximum d'empâtement autour du coude, où existe également un peu de rougeur et de chaleur. La peau de la main est froide, plus froide que celle de la main gauche.

Sur cet œdème se sont développées dernièrement de petites plaies superficielles qui se cicatrisent en trois ou quatre jours ; l'œdème présentait à ce moment une teinte bleutée et était alors plus douloureux.

Comme traitement on ordonne la compression du membre et l'application de vaseline boriquée ; de plus on fait prendre à la malade deux pilules d'un demi-milligramme de strychnine par jour, puis de l'arséniate de soude à la dose de 2 milligrammes. Mais la suppression de la strychnine fait réapparaître les ulcérations qui cèdent bientôt à l'iodure de potassium.

Nous avons relaté ces trois observations pour bien marquer l'incertitude qui existe encore dans toute classification nosographique des trophœdèmes ; nous avons emprunté ces exemples à des œdèmes hystériques, nous en aurions trouvé d'autres aussi probants dans les œdèmes névropathiques des diverses affections du système nerveux. Isolé, le cas de H. Neige que nous venons de signaler est un œdème segmentaire hystérique ; et cependant il est au premier chef à classer dans le trophœdème héréditaire. De plus, ils montrent bien par quelles transitions insensibles on peut passer de l'œdème aigu à l'œdème chronique.

En effet, le cas de Follet nous prouve clairement qu'un œdème aigu, généralement transitoire, comme son nom l'indique, est susceptible à un moment donné de demeurer permanent et de devenir par conséquent chronique ; d'autre part les deux cas suivants d'un œdème apparaissant brusquement chez des hystériques et persistant avec les mêmes caractères pendant cinq et six ans méritent bien l'appellation de chroniques et chroniques d'emblée.

Si donc il fallait faire une classification il faudrait faire une subdivision à la première catégorie de trophœdèmes, c'est-à-dire les trophœdèmes aigus ; on pourra alors diviser les trophœdèmes en : aigus passagers ; aigus passant à l'état chronique ; chroniques d'emblée.

Et encore ! y a-t-il seulement une limite minima de durée permettant d'établir la chronicité de l'œdème ? Est-ce deux, quatre, dix ans, ou l'affection doit-elle persister toute la vie comme dans le trophœdème chronique d'Henry Meige ? Autant de degrés dans l'affection qui sont autant de marques de transition entre les divers états œdémateux de toute nature et qui rendent arbitraire toute classification.

CHAPITRE III

Caractères du trophœdème hystérique.

Le trophœdème hystérique survient en général chez l'adulte ou tout au moins vers l'époque de la puberté. Comme pour toutes les manifestations hystériques la femme y est plus sujette que l'homme.

Les personnes qui en sont atteintes présentent toutes des tares névropathiques soit manifestes, soit au contraire larvées qui apparaîtront dans l'irritabilité, les bizarreries d'humeur, les idées du suicide, etc., et dont la signature sera dans l'hérédité nerveuse chargée de ces malades.

Elles présentent en outre un état particulier de congestion, de pléthore que Gilles de la Tourette a bien décrit sous le nom de diathèse vaso-motrice ; c'est ce qui explique la facilité avec laquelle les hystériques font des hémoptysies, des hématémèses (hémocyanémèses de Josserand) des sueurs de sang, de l'hyperhydrose (Sollier).

Sur ce terrain prédisposé la moindre cause, parfois banale, suffit pour produire de l'œdème : c'est ainsi qu'on voit intervenir le rhumatisme, l'intoxication par l'oxyde de carbone, les émotions (obs. de

Burok, Damaschino, Trintignan), le refroidissement (obs. d'Alélékoff) et le traumatisme répété.

Cette influence du traumatisme a été nettement mise en évidence par Paul Sollier qui parlant de l'œdème hystérique dit: « Je l'ai vu se développer chez une jeune malade, à la suite d'un traumatisme très léger et l'œdème bleu s'est produit en même temps qu'une contracture qui ne fut que passagère et à laquelle succéda bientôt la paralysie du membre avec envahissement simultané de l'anesthésie superficielle et profonde. Il disparaît en même temps que l'anesthésie et est certainement dû à une paralysie vaso-motrice, ».

Le traumatisme peut également être invoqué dans le cas de Raymond et celui que nous publions plus loin (obs. VII) où l'œdème a débuté à la suite d'un panaris du doigt.

Le trophœdème hystérique se présente à la vue sous la forme d'un gonflement le plus souvent unilatéral, comme l'avait fait remarquer Sydenham, mais pouvant être aussi symétrique, généralisé ou disséminé. Le cas classique d'œdème généralisé est celui de Fabre où la malade atteinte de bouffissure du visage, recevait des compliments sur sa bonne mine.

Ceci nous amène à parler de la coloration de la peau ; comme dans le cas précédent elle peut conserver sa couleur normale, mais souvent aussi elle peut prendre une teinte blanche (œdème de Sydenham) ou bleue (œdème bleu de Charcot) ou encore une teinte rosée comme chez les malades de Damaschino et de Tuffier.

D'ailleurs il ne faudrait pas croire qu'il s'agisse là d'états différents ayant chacun une pathogénie particulière, nous verrons dans l'observation IV que l'œdème peut changer de coloration suivant le moment où on l'examine : blanc le matin, il sera bleu le soir.

Quand on presse cet œdème avec le doigt il nous présente une consistance dure, permettant difficilement l'empreinte du doigt et en tout cas ne la gardant pas ou tout au moins très peu de temps.

On a prétendu que l'incision des téguments ne laissait pas sourdre de sérosité et on en a même fait un moyen de diagnostic avec les œdèmes hydropiques ; néanmoins chez les malades que nous avons examinées, l'incision pratiquée même plusieurs mois après l'apparition de l'œdème faisait sortir un liquide séreux d'aspect légèrement citrin.

On avait dit également (Sydenham) que l'œdème hystérique était plus intense le matin que le soir contrairement à l'œdème hydropique qui avait son maximum d'intensité le soir, mais il faut plutôt tenir compte des paroxysmes qui sont sous la dépendance de causes variées dont la menstruation tient la première place (Gagnoni) (1), (Etienne) (2).

La température locale est abaissée ou augmentée.

On constate même parfois de grands écarts de température entre les deux membres pouvant aller jusqu'à 5°, 7°5 (Damaschino) et même 9°8, (Boix). Mais

(1) E. Gagnoni : Œdème hystérique alternant avec les accès convulsifs. Contribution à l'étude de la toxémie dans l'hystérie, *Revue neurologique*, 1898.

(2) Etienne, *Société de neurologie*, Paris 1901.

dans le plus grand nombre de cas il y a abaissement
de la température locale, avec variations cependant
dans les divers moments d'un même journée. Une
malade de Boix présentait le 2 décembre 1890 une
différence de 6° 5 entre la main saine et là main
malade, le lendemain il y avait 9° 8 en sens inverse.

« Voilà donc, dit l'auteur, entre les températures
extrêmes de la main malade un écart de 16° 4. Cette
élévation de température ne s'est accompagnée d'aucune exagération de la rougeur. Chose remarquable,
le centre de la face dorsale de la main, point culmi-
nant de l'œdème qui est d'ordinaire le point le plus
froid de la main, présente à ce moment d'hyperther-
mie une température plus élevée de quelques dixièmes
de degrés que les points voisins ». Le malade appelle
ces variations de température un coup de folie de sa
main,

La sensibilité est très fantaisiste ; parfois normale
et conservée à tous les modes d'exploration : contact,
piqûre, agents thermiques, parfois elle nous présente
des troubles variant de la simple hypoesthésie
jusqu'à l'anesthésie la plus parfaite. L'hyperesthérie
douloureuse et superficielle avec douleurs profondes
spontanées a été signalée par Vallet.

On a constaté la superposition fréquente de
l'œdème aux paralysies, aux atrophies et aux contractures (Brodie, Dutil et Gilles de la Tourette) (1) néanmoins il peut en être distinct et siéger sur un membre

<hr>

(1) Dutil et Gille de la Tourettes : *Contribution à l'étude des troubles
trophiques dans l'hystérie. Atrophie musculaire et œdème* (*Nouvelle
Iconographie de la Salpêtrière*, t. II, p. 25. novembre 1889).

qui a conservé la force musculaire et ses mouvements.

La douleur spontanée ou provoquée est très inconstante ; elle est parfois lancinante, parfois elle est nulle.

L'œdème s'accompagne souvent de troubles trophiques de la peau, consistant en petites ulcérations, en bulles pemphigoïdes soulevant la peau et remplies de liquide citrin, qui s'ouvrent à l'extérieur et laissent à la suite des plaies cicatricielles ou même gangreneuses. Cet aspect gangreneux que prend parfois le membre œdématié inquiète souvent le médecin et il est souvent bon d'en connaître l'origine pour ne pas se laisser aller à une opération chirurgicale dont l'affection n'est nullement justifiable. Cette méprise a failli se commettre pour la malade de Raymond et Cestan (observation V) qu'on avait déjà adressée à un chirurgien et dont les plaies se cicatrisèrent en l'espace de quelques jours sans aucune espèce de traitement.

Ce caractère de variabilité dans la marche et la durée, que nous avons déjà signalé au chapitre précédent, est bien particulier à l'hystérie.

L'œdème peut apparaître tout d'un coup sans que rien ait pu le faire prévoir, puis disparaître de même en quelques jours, parfois en quelques heures, comme il était venu. En outre il récidive très souvent; c'est le cas le plus ordinaire: la chronicité d'emblée est un phénomène plus rare.

On peut le faire apparaître par la simple suggestion (1).

Enfin comme dernier caractère le trophœdème

(1) CHARCOT : *Revue de l'hypnotisme*, 1er juin 1890.

hystérique évolue sans fièvre, sans température et sans aucun trouble de l'état général.

Mais avant d'en avoir terminé avec les caractères du trophœdème hystérique, il nous reste à signaler une localisation particulière de l'affection qui lui donne un aspect spécial : ce sont l'arthralgie et le sein hystérique.

La prédominance des symptômes autour d'une articulation mérite d'être remarquée, car il est bon de la dépister pour éviter un traitement inapproprié qui serait excellent pour le rhumatisme et qui ne ferait qu'aggraver le mal dans l'arthralgie hystérique.

Le sein hystériqne est également de ces affections qui sont souvent méconnues et contre lesquelles on ne saurait trop se mettre en garde. On est trop tenté devant l'aspect malin de ces tuméfactions, de se laisser aller à une intervention chirurgicale : il en existe plusieurs cas avec le succès thérapeutique que l'on peut imaginer.

Or les observations de sein hystérique comme celle de Lannois, (*Nouv. Iconog. de la Salpêtrière,* 1899) où il existait une augmentation considérable et permanente du volume de l'organe, nous paraissent absolument comparables aux cas de trophœdème qui nous occupent : l'œdème s'est localisé ici sur la glande mammaire comme il aurait pu le faire sur l'avant-bras ou le membre inférieur. Et celle de Warde dans la thèse inaugurale (Paris, 1897, p. 61); cette dernière vient encore confirmer l'influence de l'auto-suggestion sur la détermination des troubles vaso-moteurs.

CHAPITRE IV

Observations.

OBSERVATION IV

(MM. Raymond et Cestan, *Société de neurologie*,
Paris, 3 juillet 1901.)

Œdème de la main et du bras gauches chez une hystérique.

La malade que nous présentons à la Société, Jeanne le G...,
est âgée de quatorze ans. Fille unique, elle a des parents en
parfaite santé et indemnes de maladies nerveuse ou mentale.
Elle est née à terme et n'a eu ni méningite, ni convulsions ; il
faut signaler la scarlatine à l'âge de six ans, la rougeole à
onze ans, la variole à douze ans. La malade a toujours habité
la France, d'abord la Bourgogne et Paris depuis plusieurs
années. Très nerveuse, impressionnable, elle a présenté dès
son enfance du somnambulisme nocturne, avec parole, conver-
sation et actes variés pendant son sommeil ; en outre, on peut
relever de petites attaques frustes d'hystérie, causées par les
émotions agréables ou pénibles et caractérisées par un serre-
ment à la gorge suivi d'étouffement, et un tremblement rapide,
menu des deux mains, et finalement des pleurs abondants.

C'est sur ce terrain si particulièrement prédisposé que sont
survenus les accidents qui font entrer la malade dans notre
service de la Salpétrière.

Vers la fin du mois de janvier 1901, la malade eut un panaris

sur la face dorsale de la phalange de l'index gauche, panaris
douloureux qui nécessita des pansements et une petite intervention chirurgicale faite assez mal par une infirmière ; la
douleur du coup de bistouri a été très violente et persistante.
Peu de temps après, avant la guérison de ce premier panaris,
en vint un second sur l'auriculaire de la même main, toujours
douloureux, mais qui s'est ouvert naturellement. Les panaris
ont été très douloureux et ont eut une durée fort longue, cependant ils ont évolué, dans leur phase aiguë, sans troubles fébriles, sans réaction ganglionnaire, sans œdème prononcé de la
main ; la peau était violacée, froide, la pression n'y déterminait pas de godet ; l'enflure était le siège d'une hyperesthésie
extrême de telle sorte qu'on porta le diagnostic d'engelure.
Cependant la main n'était ni en paralysie ni en contracture ;
l'état général restait excellent, sans poussée fébrile, sans réaction ganglionnaire, la malade n'éprouvait ni fourmillements,
ni élancements dans la partie œdématiée. Le médecin, inquiet,
fait appliquer des pansements antiseptiques. Mais l'enflure,
d'abord localisée au dos de la main, fait des progrès journa-
liers, malgré un traitement compressif.

Bientôt la peau change de couleur ; l'œdème devient blanc
en même temps que la main se contracture en flexion avec
pouce en adduction dans la paume ; à l'hyperesthésie succède
l'anesthésie absolue du bras. Ainsi œdème progressif, de bleu
devenu blanc, d'hyperesthésique devenu anesthésique absolu,
superposé à une contracture très prononcée de la main, telles
sont les modifications nouvelles survenues sans que cependant
l'état général se soit modifié.

Le médecin est de plus en plus inquiet ; malgré les pansements, l'enflure gagne l'avant-bras et chaque nouvelle poussée est marquée par l'apparition d'une couronne de phlyctènes à la partie supérieure de l'avant-bras. On observe ainsi
d'abord une couronne de phlyctènes vers le tiers inférieur de
l'avant-bras ; on fait remonter plus haut le pansement, nouvelle couronne de phlyctènes plus haut située et ainsi de suite
à trois reprises. Dès lors on va consulter un chirurgien ; mais

avant toute décision définitive sur une intervention chirurgicale énergique, peut-être même radicale, devant la singularité
de la marche de cet œdème, on nous envoie la malade à la
Salpétrière, le 20 mai 1901 : le diagnostic porté fut : œdème
hystérique de la main gauche.

La main est volumineuse, blanche, et l'œdème, au maximum
sur le dos de la main, atteint le poignet et l'avant-bras, jusqu'à son tiers supérieur. Cet œdème est blanc, dur, se déprime
difficilement et le doigt ne peut y laisser un godet par une
pression énergique mais de courte durée. Il est absolument
indolore, il n'est pas chaud et la main qui le comprime ne per-
çoit pas d'élancement. La peau est aussi fortement distendue ;
elle présente au niveau de l'avant-bras des troubles trophiques très nets. D'abord on constate une série de cicatrices bru-
nâtres en bracelets successifs qui sont l'indice de différentes
étapes ascendantes de l'œdème. L'étape actuelle est marquée
par une stricture très prononcée vers le tiers supérieur de
l'avant-bras, stricture marquée par un état violacé de la peau
qui indique un sphacèle prochain et des phlyctènes de la gros-
seur d'un noyau de cerise, phlyctènes pemphygoïdes à con-
tenu citrin.

Les ongles ne présentent pas de troubles trophiques : on
constate la trace des deux panaris sur l'index et le petit doigt :
ces cicatrices sont un peu œdémateuses, non douloureuses et
absolument pures de suppuration. La main est contrac-
turée en flexion forcée, poignet fléchi, doigts fléchis dans
la paume, pouce en adduction, et il est impossible de les déflé-
chir. On est en présence d'une contracture énergique très ac-
tive, qui paraît au contraire augmenter au prorata de l'effort
développé pour la vaincre.

La température locale du dos de la main gauche est de 32° ;
elle est seulement de 28° sur la main saine. L'œdème est donc
hyperthermique. Les ganglions épitrochléens et axillaire sont
normaux, non engorgés.

Les réflexes du poignet et du coude ne sont pas modifiés. On
ne voit pas d'atrophie musculaire.

Enfin la peau œdématiée est complètement insensible au tact, à la piqûre et à la chaleur. Cette anesthésie absolue s'arrête au niveau du bord supérieur de l'œdème par une ligne circulaire en bracelet. En outre, à ce niveau la peau est atteinte d'un dermographisme très prononcé.

Tels sont les caractères de l'œdème.

L'état général de la malade est excellent ; les urines ne renferment pas d'albumine, mais nous constatons une hypoesthésie sensitive, sensorielle de tout le côté gauche, une diminution du goût sur le côté gauche de la langue ; un champ visuel rétréci à 50° du côté gauche avec micro-mégalopsie, enfin des points ovariens, tous signes révélateurs d'un état hystérique prononcé. Pour toutes ces raisons, nous estimons que la malade est atteinte d'un œdème hystérique de la main gauche.

Nous avons assisté à la modification rapide de cet état qui allait, quelques jours auparavant, s'aggravant sans cesse.

Une séance de quelques minutes d'électricité à haute fréquence a rétabli la sensibilité de la main œdématiée, sensibilité qui depuis dix jours reste tout à fait normale. Sous l'influence de la suggestion à l'état de veille et à la troisième tentative, nous avons vaincu la contracture ; le pouce a le premier repris sa motilité, le poignet seul reste encore légèrement contracturé. Nous avons pu nous convaincre que la flexion forcée des doigts dans la paume de la main œdématiée avait entraîné des fissures cutanées dans les plis de flexion, fissures douloureuses qui exagéraient la contracture ; au surplus, il existait des arthralgies des doigts et du poignet qui ne s'accompagnaient pas de brides péri-articulaires capables de limiter les mouvements passifs des articulations. En somme, c'est très facilement et très rapidement que nous avons fait disparaître l'anesthésie et la contracture de la main gauche. Il est plus intéressant d'étudier les modifications des troubles trophiques, œdème d'une part, phlyctènes d'autre part.

« Voilà donc chez cette malade un œdème blanc, indolore, non inflammatoire, superposé à une contracture hystérique de la main avec anesthésie à tous les modes, trouble sur-

venu chez une personne présentant des stigmates indubitables
d'hystérie. Cet œdème ne présente les caractères ni d'un
œdème inflammatoire qui serait rouge, douloureux, pulsatile,
accompagné avec cette étendue d'un état fébrile et d'une réaction ganglionnaire, ni d'un œdème albuminurique. Il répond
parfaitement au contraire à la description de l'œdème hystérique (Sydenham, Fabre, Damaschino, Charcot, Raymond,
Dutil et Gilles de la Tourette, Trintignan, Athanassio, etc. »

Nous avons, à cet effet, modifié le pansement de façon à éviter une striction quelconque sur la partie supérieure de
l'avant-bras ; celui de la main a au contraire persisté. Nous
avons appliqué un pansement compressif, avec massage jour-
nalier ; l'œdème a fort diminué. Il persiste encore cependant
en partie, malgré la disparition de la contracture. Il a conservé d'ailleurs les mêmes caractères qu'il avait au début,
œdème blanc, dur, indolore, hyperthermique, plus prononcé
au matin qu'au soir, plus prononcé sur le dos de la main.

Les phlyctènes ont suivi leur cours normal ; la peau s'est
sphacélée à la partie supérieure de l'œdème, créant ainsi une
plaie circulaire d'un demi-centimètre de largeur, plaie qui est
maintenant en bonne voie de guérison.

OBSERVATION V

(Dufour, *Société de neurologie*, Paris, 3 juillet 1902.)

La malade a été présentée à la Société de neurologie.

C'est une jeune fille de vingt et un ans qui a toujours eu
une santé excellente. Il y a six mois, à la suite d'une violente
discussion avec une de ses parentes, son bras droit devint
douloureux et un gonflement apparut d'abord à la main, puis
à l'avant-bras et au bras.

Cet œdème disparut au bout de trois mois sans laisser aucune trace.

Depuis trois semaines un œdème semblable s'est déclaré à la main à l'avant-bras et au bras du côté gauche. C'est celui-là que nous allons décrire, car il a encore aujourd'hui tout son développement. Il est blanc, siège surtout à la face dorsale de la main, occupe le pourtour de l'avant-bras et du bras et s'arrête brusquement à trois travers de doigt de l'épaule, affectant par conséquent une disposition segmentaire. Il est peu dépressible. Le soir, de préférence, il change de coloration et devient violet, bleu ; c'est donc alternativement un œdème blanc ou bleu suivant les moments auxquels on observe la malade. Le membre à son niveau est douloureux, et la localisation des douleurs se manifeste plutôt sur le trajet des troncs nerveux.

Il n'y a dans le membre intéressé ni paralysie ni contracture. La peau du bras sur la région externe est le siège d'un érythème suintant, qui a peut-être été provoqué par l'application de compresses médicamenteuses, mais qui rappelle exactement un érythème de même sorte développé sur le bras du côté opposé au moment de la première poussée d'œdème.

La malade présente une hyperesthésie sensitivo-sensorielle de tout le côté gauche du corps et de l'ovaralgie de ce même côté. Depuis huit jours chaque ingestion d'aliments est suivie de vomissements et de ce fait la malade se trouve très affaiblie.

Il s'agit en somme d'une hystérique avec hyperesthésie à forme hémiplégique et vomissements hystériques, qui à l'occasion d'une violente émotion a été atteinte d'œdème des membres supérieurs.

Nous signalerons comme particularités : la grande étendue de cet œdème, main, avant-bras, bras ; son passage du bras droit au bras gauche ; la symétrie, les phénomènes douloureux qui l'accompagnent, enfin l'absence de contracture ou de paralysie dans le membre atteint. Les alternatives de coloration, qui en font chez la même malade et au même point un œdème tantôt bleu, tantôt blanc, méritent aussi d'être signalées.

Bien que cette malade ait été considérée à un moment comme atteinte de phlébite du bras, il n'y a pas de doute qu'il s'agisse ici d'un œdème hystérique.

OBSERVATION VI

(Recueillie dans le service du D' LANNOIS (1).

Œdème segmentaire du membre supérieur gauche

M... Reine, âgée de quinze ans et demi, vient à la consultation des maladies nerveuses, en 1902 pour un œdème segmentaire du membre supérieur gauche.

Antécédents héréditaires. — Père mort il y a huit ans à l'âge de quarante et un ans. Il était paralysé, probablement hémiplégié.

Mère bien portante.

Le grand-père est mort subitement d'une attaque. La grand'mère d'une affection gynécologique.

Pas d'alcoolisme. Pas de syphilis.

Deux frères bien portants, pas du tout nerveux.

Une sœur morte à six ans et demi de scarlatine.

Une parente du côté maternel aurait eu une maladie nerveuse indéterminée.

Antécédents personnels. — Venue au monde dans des conditions normales ; elle fut longtemps très chétive et réclama de grands soins dans son enfance. Malgré cela elle marcha de très bonne heure et commençait déjà à parler à l'âge d'un an. L'apparition des dents fut précoce.

Encore très jeune elle n'urinait pas au lit et cependant aujourd'hui le moindre éclat de rire la fait uriner légèrement.

Comme maladies d'enfance, la rougeole et la scarlatine.

(1) LANNOIS et LANÇON. *Trophœdème histérique* in *Journal des Médecins praticiens de Lyon*, 31 décembre 1903.

mais jamais de convulsions, jamais de crises de nerfs. Elle est très émotive ; elle rit et pleure très facilement.

Histoire de la maladie. — Il y a deux mois, brusquement et sans cause, apparut un léger œdème blanc, dur, indolore, siégeant à la face dorsale de la main et du poignet. Cet œdème dura deux jours et disparut comme il était venu sans aucune médication.

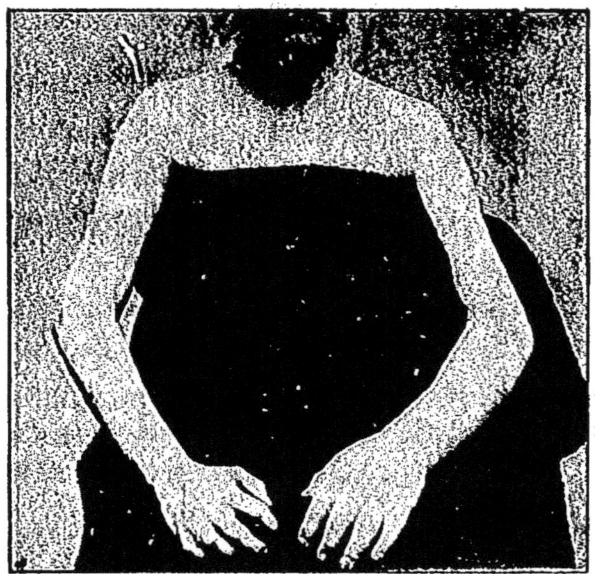

Fig. 1. — Œdème blanc hystérique.

Neuf jours après, nouvelle poussée d'œdème, survenant toujours sans aucune cause et au même endroit. Elle se présente à ce moment pour la première fois, et on lui prescrit digitale et théobromine, mais avant même que le traitement eût été institué, l'œdème avait disparu.

Il y a six semaines environ, la malade s'aperçut que son
pouce était enflé sans aucun traumatisme ou infection pouvant expliquer ce gonflement ; le lendemain le dos de la main
était envahi par l'œdème, qui dans les jours suivants gagna
peu à peu le poignet, puis l'avant-bras et enfin s'arrêta au
niveau du coude. La malade se décide alors à venir à la consultation des maladies nerveuses.

Examen de la malade. — C'est une jeune fille bien portante,
ne paraissant pas émotive pendant l'examen et répondant aux
questions avec intelligence, sans volubilité.

Elle présente au membre supérieur gauche un œdème occupant la main et l'avant-bras, jusqu'au niveau du coude ; la
peau ne présente aucun changement de coloration, les veines
ne sont pas plus apparentes que du côté sain. Si l'on appuie
même fortement avec le doigt on a la sensation d'un œdème
dur se laissant difficilement déprimer et en tout cas gardant
très peu l'empreinte du doigt. De plus on ne détermine pas de
douleur à la pression ; il ne semble pas y avoir d différence
notable de température entre les deux avant-bras.

La sensibilité dans la région œdématiée est sensiblement
émoussée, mais les sensations de chaud et de froid sont per-
çues.

La circonférence de l'avant bras prise à 30 centimètres de
l'extrémité du médius donne à gauche 26 centimètres et demi
au lieu de 24 à droite. La circonférence de la main, y compris
le pouce, est de 29 centimètres pour 21 à droite. Le médius
mesure 9 centimètres de circonférence. Comme on le voit le
gonflement est considérable, il suffit d'ailleurs pour s'en ren-
dre compte de la simple vue de la photographie.

Rien au cœur. D'ailleurs aucun antécédent rhumatismal.

Pas d'albumine dans les urines.

L'état général de la malade n'est nullement modifié ; pas
de fièvre, la santé est excellente.

Les caractères de cet œdème qui apparaît et disparaît de
même sans qu'on puisse l'expliquer par un trouble rénal ou

cardiaque font penser à un œdème d'origine nerveuse et nous amènent à rechercher les stigmates.

Stigmates. — On ne note pas de zone d'anesthésie ; zone hyperesthésique au niveau du sein gauche. Légère ovarie à gauche.

Pas de rétrécissement du champ visuel.

Réflexes cornéens et pharyngiens normaux. Les troubles trophiques se manifestent facilement par la moindre excitation au moyen de l'étincelle électrique ; on voit se produire au lieu d'application un point rouge ressemblant à une piqûre de puce, qui est d'abord précédé d'un petit soulèvement blanc, et dont on a même vu, un jour, sourdre quelques gouttes de sang.

Les stigmates quoique peu prononcés mais venant s'ajouter au caractère nerveux et émotif de la malade font porter le diagnostic d'œdème hystérique que déjà les caractères morphologiques nous avaient fait prévoir.

Le traitement fut donc institué dans ce sens et on tenta de faire de la thérapeutique suggestive au moyen de pilules de bleu de méthylène ; mais ce traitement ne donna pas de résultat non plus que divers traitements électriques, courant continu, bain statique, etc. On songea alors à faire des injections d'adrénaline, toujours dans le même but suggestif; elles n'amenèrent de diminution de volume du bras que dans les cas où elles furent suivies d'écoulement de liquide d'œdème en certaine abondance. Des mouchetures n'eurent pas plus de succès.

Sur ces entrefaites l'un de nous tomba malade et précisément la malade fit un voyage à Saint-Étienne. Là on lui vanta les cures merveilleuses d'un masseur qu'elle se décida à aller consulter : après quatre séances de massage elle était complètement guérie et l'œdème n'a pas reparu depuis.

« La guérison par le *rhabilleur* suffirait à seule à faire le diagnostic chez cette malade qui n'avait que des stigmates légers et chez laquelle l'œdème constituait une sorte d'hystérie monosymptomatique. Il ne nous a pas été possible d'élucider les conditions qui avaient donné lieu à la manifestation œdémateuse, car il paraît difficile d'incriminer l'hémiplégie paternelle trop ancienne. Il y avait au moment du début des difficultés matérielles dans l'existence de la famille.

« L'œdème a été de durée relativement courte dans ce cas ; il a été au contraire très chronique dans l'observation suivante. »

OBSERVATION VII (résumée) (1)
(Recueillie dans le service du Dr Lannois.)

Marie T..., vingt et un ans, salle Sainte-Clotilde, n° 34, hôpital de la Croix-Rousse. Entrée le 16 juillet 1894.

Antécédents héréditaires. — Mère morte à vingt-quatre ans de tuberculose pulmonaire. Père vivant. Pas de renseignements sur une sœur plus âgée de deux ans.

Antécédents personnels. — Jamais de convulsions. Nerveuse. Rougeole à sept ans.

Scarlatine l'année suivante : longue convalescence avec accès fébriles qu'on a mis sur le compte de l'impaludisme.

Conjonctivite à cette époque.

Réglée à quatorze ans, de façon irrégulière, sans pertes blanches.

Crises nerveuses à la moindre contrariété, sans perte de connaissance, avec rigidité des membres et larmes abondantes.

(1) Lannois et Lançon : *Loc. cit.*

A trois reprises différentes avant son entrée à l'hôpital contractures pendant la nuit dans les membres supérieur et inférieur gauches, ainsi que de la partie latérale du cou du même côté ; cette hémi-contracture durait à peine vingt-quatre heures. On n'a pas recherché la sensibilité.

En septembre 1893, elle était entrée dans le service de M. H. Mollière, à l'Hôtel-Dieu, pour anémie, vomissements, bronchite. A ce moment elle avait à l'index gauche un panaris dû sans doute à des piqûres répétées faites par l'aiguille ; l'index avait un volume énorme et présentait de nombreux points ulcérés.

Ultérieurement tous les doigts de la main gauche ont été pris, les doigts se gonflaient sur toute leur longueur, se couvraient de phlyctènes, de bulles confluentes par leur périphérie qui s'ouvraient spontanément ou que l'on ponctionnait, renfermant un liquide jaune, épais, très visqueux ; les bulles atteignaient parfois le volume d'une petite noix. Les unes s'atténuaient pendant qu'à côté se faisaient de nouvelles poussées.

Ganglions de l'aisselle très douloureux. Le dos de la main et l'avant-bras jusqu'au milieu de sa longueur étaient œdématiés. L'avant-bras était deux fois plus gros qu'à droite.

Douleurs vives, lancinantes, se faisaient sentir de l'épaule aux extrémités digitales.

Cet état dura quatre ou cinq mois.

Quand les ulcérations digitales et les bulles commencèrent à disparaître, la main devint énorme, rouge, l'œdème envahit tout le bras, l'épaule et la partie latérale gauche du cou. A ce moment l'œdème ressemblait en tous points aux œdèmes d'infiltration séreuse et le doigt déterminait facilement un godet caractéristique qui persistait très longtemps.

L'œdème était bien segmentaire et resta longtemps limité au membre supérieur gauche. On lui fit des scarifications et de l'électrisation (40 séances). Ultérieurement, œdème de la main et du bras droit qui dure quinze jours. Les membres inférieurs furent également atteints jusqu'à la partie moyenne des cuisses. Cet œdème dura un mois. Sans douleur.

Le bras gauche ne présenta pas de modifications et resta œdématié dans toute la longueur ; il pendait inerte et paraissait très lourd.

Malgré de nouvelles scarifications amenant un écoulement abondant de sérosité qui salissait trois ou quatre pansements par jour, l'œdème et les douleurs brachiales persistent comme l'adénopathie axillaire.

Le 16 juillet 1894 la malade sort de l'Hôtel-Dieu pour entrer à l'hôpital de la Croix-Rousse, salle Sainte-Clotilde. Elle commençait à bouger le bras et les doigts.

Poussées de bronchites. Aménorrhée persiste.

Troubles trophiques de la main : doigts douloureux au moindre contract ; chute des ongles qui repoussent dans la suite.

Les doigts raidis en flexion sont redressés un à un et maintenus dans la rectitude par une palette au prix de douleurs atroces et plusieurs tentatives. Poignet, un peu de raideur.

Vomissements incoercibles avec sensation de brûlure au creux épigastrique ; un peu de sang parfois dans les vomissements.

Lavages d'estomac, ingestion par la sonde de poudre de viande, œufs, lait, huile de foie de morue.

C'est à ce moment, au mois d'août, que la malade fut observée par nous : nous l'avions d'ailleurs vue à plusieurs reprises dans le service de Mollière. On reprend l'électrisation du membre et la pommade de pilocarpine avec enveloppement caoutchouté.

28 août. — Le bras augmente de volume. Douleur de la région cervicale par accès.

Zone d'hyperesthésie de la région scapulo-humérale douloureuse par la simple pression de la chemise.

Pas de troubles de la sensibilité.

11 septembre. — Mensurations :

Au niveau du creux de l'aisselle gauche 0.25
   —   —   — droite 0.295
A 12 centim. au-dessus du bec de l'olécrâne gauche 0.31
   —   — droit 0.25

A 12 centim au-dessous du bec de l'olécrâne gauche   0.25
   —   —   droit   0.19
A 1 centim. au dessus du pli du poignet gauche   0.25
   —   —   droit   0.20

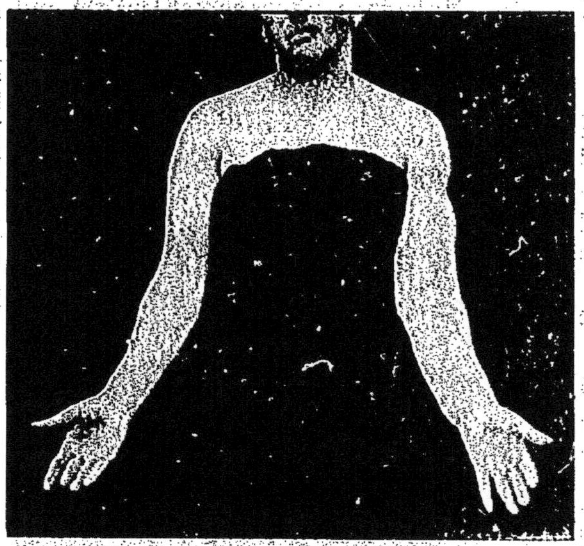

Fig. 2. — Troubles trophiques et œdème hystériques.

La largeur de la main paraît diminuée, de sorte que l'œdème ne donne pas une augmentation de la circonférence, 0 m. 18 de chaque côté. Les éminences thénar et hypothénar sont atrophiées légèrement. Les doigts ne présentent pas d'œdème au niveau des deux dernières phalanges.

Sensibilité. — Diminuée au tact et à la piqûre sur la face dorsale des doigts, de la main et de l'avant-bras, jusqu'à environ 3 centim. au-dessus du poignet. Pas de thermoanesthésie.

La sensibilité paraît conservée sur la troisième phalange et la paume de la main.

Motricité. — Les mouvements des doigts sont libres, mais il y a de la raideur du poignet et de plus la flexion de l'avant-bras sur le bras est impossible si le coude n'est appuyé.

La pronation et la supination se font par rotation de l'humérus, sa fixation empêche les mouvements.

Douleurs lancinantes par accès durant toute la nuit et ne cédant ni à la morphine ni à l'hyoscine.

25 septembre. — L'œdème a diminué ; la peau fait des plis sur le dos de la main.

Troubles trophiques. — Plaque rouge érythémateuse sur l'avant-bras prenant dans la suite une teinte jaune brun, — limitée par un bord sensible, brûlant, puis desquamation.

Sudation augmentée. Main humide. Les ongles sont actuellement très bien conformés.

Stigmates, crises. — Tempérament nerveux, prend des crises à la moindre contrariété sans perte de connaissance, contracture des doigts en flexion pendant dix minutes.

Réflexe rotulien exagéré.

Réflexe pharyngien aboli.

Réflexe cornéen conservé.

Pas de points d'hyperesthésie sauf peut-être au niveau de la troisième vertèbre dorsale.

Le champ visuel est nettement rétréci surtout en dehors et plus à gauche qu'à droite. Pas de dyschromatopsie.

Après plusieurs mois la malade quitta le service sans modification appréciable.

« Nous avions donc affaire à une grande hystérique : les stigmates, les crises de contracture, les vomissements incoercibles, le caractère, etc., ne laissent aucun doute à ce sujet ; son œdème nous présente tous les caractères des œdèmes névropathiques par sa morphologie, sa répartition segmentaire et aussi ses variations de volume, s'il n'y a pas eu comme souvent apparition et disparition complète alternant entre elles.

« Ce cas présentait une sérieuse difficulté de diagnostic : les panaris multiples, l'œdème rouge, segmentaire pouvaient faire songer à la syringomyélie. C'est la présence des douleurs et des stigmates hystériques, l'absence de thermoanesthésie qui firent faire le diagnostic. On sait du reste que les panaris et les ulcérations les plus diverses peuvent se rencontrer chez des hystériques : nous en avons quelques cas dans nos notes. Œdème et panaris coexistaient chez le malade de Raymond et Cestan.

« Il ne faut pas oublier toutefois que les deux affections, hystérie et syringomyélie, peuvent coïncider chez le même sujet et Charcot a bien fait voir que dans ces cas la difficulté du diagnostic serait presque insurmontable.

« Un point encore mériterait de fixer l'attention, la limite où s'arrête l'œdème se marque à la partie supérieure du bras par un sillon très net que l'on voit bien sur la photographie. Ne s'agissait-il pas de simulation ? Une surveillance attentive nous convainquit qu'il n'en était rien. D'ailleurs la formation de sillons analogues dans l'œdème hystérique a été vue par d'autres auteurs ; il existait notamment très marqué chez une malade présentée par Raymond et Cestan à la *Société de neurologie de Paris*, 1901, et il se produisit même du sphacèle de l'avant-bras à ce niveau.

« C'est d'ailleurs hanté par le souvenir de cette malade que nous nous sommes pas laissé prendre à une simulation faite dans notre service par une malade qui n'en était pas à son coup d'essai.

« C'est à titre de curiosité que nous publions un résumé de son observation et sa photographie. »

OBSERVATION VIII (1)

(Recueillie dans le service du Dr LANNOIS.)

Simulation d'œdème du membre inférieur droit chez une hystérique.

P... Claudine, couturière, âgée de dix-neuf ans au 19 décembre 1894, date de l'observation.

Diagnostic. — Pemphigus, Chorée hystérique. Simulation d'œdème et d'hémorragie stomacale.

Antécédents héréditaires. — Père inconnu. Mère morte du choléra.

Antécédents personnels. — Fièvre typhoïde à neuf ans. Chorée à seize ans ayant duré deux ans.

Premières règles à dix-sept ans, très irrégulières. Elles ont cessé depuis huit mois.

La malade entre à l'Antiquaille pour crises nerveuses qui auraient débuté il y a deux ans à la suite d'une frayeur causée par une de ses amies cachée dans une cave. Depuis ce temps les crises se manifestent presque chaque jour et parfois plusieurs fois dans la journée : ces crises d'une durée très longue, deux heures et plus ne s'accompagnent ni de défécation ni de miction involontaires. Aucune morsure de la langue. Elles surviennent sans aura, sans rien qui puisse les faire prévoir, pas de cri initial. La perte de connaissance est complète. Si

---

(1) LANNOIS et LANÇON, *Loc. cit.*

l'on recherche les stigmates on ne trouve pas de cicatrices à la tête ni de traces de morsure de la langue.

Rétrécissement visuel surtout à droite.

Aucun trouble de la sensibilité. Plus tard anesthésie à gauche.

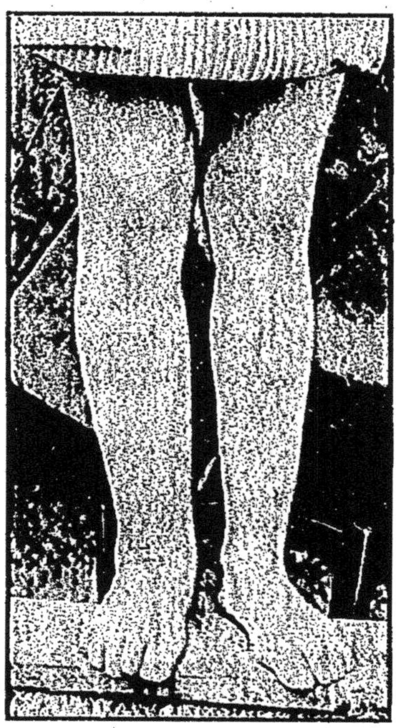

Fig. 3. — Simulation d'œdème chez une hystérique.

Le mois suivant la malade présente des mouvements choréiques des quatre membres. Mouvements très irréguliers à oscillations variables et incessants.

Puis survient tour à tour une série de curieux phénomènes qu'on a pu difficilement rapporter à leur véritable origine.

Tout d'abord on voit apparaître sur le front et les bras des amas de bulles qui laissent échapper un liquide séreux jaunâtre, qui en se desséchant deviennent croûteuses. Cette éruption se produit avec la plus grande facilité, elle survient au moindre choc sur la peau et on peut la voir se produire sous les yeux au moyen d'étincelles de la machine statique. Nous avons vraiment affaire à du pemphigus hystérique.

A la suite d'une piqûre d'aiguille sur le dos de la main la malade prend un phlegmon ; on la soigne aux Chazeaux et surpris du retard de la guérison on découvrit que la malade introduisait sous son pansement des grains de poussière ; elle entretenait ainsi son mal.

Plus tard, en août 1897, la malade rend par la bouche au début de ses crises du sang pur, sans débris alimentaires, dont la quantité peut être évaluée à 200 grammes en vingt-quatre heures. On examine la bouche et on ne trouve aucune érosion de la langue ni des gencives. On ne voit rien couler sur la paroi postérieure du pharynx. En outre la malade dit se plaindre depuis longtemps de l'estomac ; il n'y a pas de vomissements, pas de douleur en broche, mais la pression du creux épigastrique est pénible. On croit à des hématémèses.

Entre temps en menant la malade à la douche, on s'aperçoit que sa jambe droite présentait un gros œdème occupant le dos du pied et toute la jambe. C'est un œdème blanc, mou, laissant facilement l'empreinte du doigt. Au-dessous du genou on remarquait une rougeur en anneau ressemblant à la constriction d'un lien. On observe la malade les jours suivants et on découvre dans son lit, à côté de sa jambe, un cordon qu'elle avait arraché à son tablier et dont elle se servait pour entretenir son œdème.

Mis en garde par cette supercherie on recherche avec soin quelle pourrait être l'origine de ses crachements de sang. Après avoir fait rincer la bouche après une crise on constate que le sang venait d'une anfractuosité entre la deuxième petite molaire et la première grosse molaire en haut et à droite, et qui, jusqu'ici, avait passé inaperçue. La malade en tirait du sang par succions avec la langue, et lorsqu'elle en avait assez dans la bouche, elle simulait une courte crise à la fin de laquelle elle le rendait par vomissement.

CHAPITRE V

Pathogénie.

———

Considérations générales. -- Depuis la découverte des nerfs vaso-moteurs, la pathogénie des œdèmes névropathiques a pu s'éclairer d'un jour nouveau ; les expériences de Ranvier y ont contribué pour une large part en démontrant le rôle du système nerveux et en ouvrant la voie à de nouvelles recherches. Si on ligature chez un chien les veines du membre postérieur, on n'obtient pas d'œdème ; si on sectionne en outre les racines du sciatique à leur point d'émergence de la moelle, on n'a pas plus de résultats ; mais on voit au contraire se produire l'œdème si, au lieu des racines, on sectionne le tronc lui-même, en dehors du canal médullaire, c'est-à-dire au moment où il a reçu toutes ses fibres sympathiques.

Mais il restait à prouver que si la section des nerfs vaso-moteurs *favorisait* la production de l'œdème, quand la circulation veineuse était gênée, elle était également capable de le produire à elle seule, sans causes adjuvantes, et qu'en plus la paralysie de ces mêmes nerfs produisait le même effet que leur section.

Des expériences et des faits d'observation sont venus à l'appui de cette opinion. Longet cite un fait observé par Herbert-Mayo où la lésion du nerf trijumeau s'accompagnait d'œdème de toute une moitié de la face, avec anesthésie et ulcération de la cornée du même côté.

Rogovich excitant l'anse de Vieussens obtient également la production d'un œdème. Par contre, Vulpian sectionne le ganglion cervical supérieur et ne voit pas se produire d'œdème, à l'inverse des expériences de Conheim et de Roger.

Cependant de nouvelles recherches de Boddaërt, Hehn, Roth sont venues confirmer les résultats obtenus par Ranvier.

Depuis, ces expérience sont trouvé leur application en clinique et aujourd'hui tous les auteurs sont d'accord à reconnaître que les lésions du système nerveux tant central que périphérique suffisent à elles seules pour produire de l'œdème.

C'est ainsi que, du côté des nerfs périphériques, on signale la manifestation œdémateuse dans la paralysie faciale (Lépine, Josserand), dans les paralysies d'origine diphtéritique, les névrites périphériques ; du côté du système nerveux central dans la myélite aiguë, l'hémorragie et le ramollissement cérébral, les tumeurs encéphaliques (Mayet), les fractures et les caries vertébrales (Vulpian), la paralysie du sympathique cervical (Leyden), la syringomyélie (Remak), la pachyméningite spinale généralisée (Teissier), le tabes (Mathieu, Weill, Pierret).

Si le rôle du système nerveux et en particulier du sympathique est indiscutable dans la production des œdèmes, le mécanisme de cette production est peut-être moins connu.

Nous ne voulons pas entrer dans la discussion des théories émises à ce sujet; qu'il nous suffise seulement de citer les deux plus accréditées; deux théories principales sont en présence : la filtration, la sécrétion.

La première admet la filtration du sérum sanguin à travers la paroi capillaire quand la pression augmente dans l'intérieur du vaisseau; c'est la théorie de Ludwig et de son école.

La seconde, celle de la sécrétion, est basée sur quelques expériences d'Heidenhain :

1° Le cours de la lymphe persiste dans le canal thoracique quoique l'aorte fut liée et par conséquent la pression nulle dans les vaisseaux capillaires. Il ne pouvait donc y avoir de filtration.

2° Des corps injectés dans la circulation amènent l'accélération de la lymphe, sans modifier la pression du sang.

3° Ces lymphagogènes n'accélèrent plus le cours de la lymphe lorsque, par arrêt de la circulation dans les vaisseaux sanguins, l'endothélium capillaire est en mauvais état.

Cet auteur accordait donc un rôle important à la lésion endothéliale; c'est également l'opinion de Vulpian, qui dit à ce propos : « Il y a, dans ces cas, quelque chose de plus qu'une dilatation réflexe des vaisseaux. Il se produit probablement dans la région qui va être le siège de l'œdème des troubles nutritifs analogues à ceux qui constituent le premier phénomène de l'inflammation ; il y a arrêt de la circulation, fluxion collatérale capillaire et fluxion veineuse rétrograde. La pression augmente dans les capillaires restés perméables et une certaine quantité de liquide séreux traverse la paroi des vaisseaux et s'infiltre dans les tissus environnants. Tant que les vaisseaux ne subissent aucune altération et que tout se borne à une simple dialyse exosmotique, cet œdème peut disparaître et reparaître facilement. Mais sous l'influence d'une irritation trop durable, l'œdème pourra persister longtemps après que l irritation aura cessé. »

Les deux théories de la filtration et de la sécrétion ont eu leurs adversaires et leurs partisans ; quoi qu'il en soit, un fait reste prouvé : que la circulation est réglée par le système sympathique, dont les troubles produisent suivant les cas la vaso-dilatation ou la vaso-constriction.

Mais pourquoi l'altération d'un même nerf donne-t-elle des résultats si opposés ?

Dastre et Morat, dans leurs études sur le sympathique, nous ont démontré que chaque cordon sympathique renfermait, mélangés fibre à fibre, à la fois des nerfs vaso-constricteurs et des nerfs vaso-dilatateurs. Ceux-ci ayant une origine médullaire différente pouvaient également recevoir une excitation différente de façon que leur action réciproque puisse être même renversée.

De plus, les nerfs ne peuvent agir directement sur les muscles des vaisseaux pour opérer leur resserrement ou leur dilatation, mais ils agissent l'un sur l'autre par une sorte d'inhibition, d'*interférence nerveuse* (Claude Bernard). Pour cela, il faut que les nerfs cheminant côte à côte dans les cordons sympathiques soient reliés à un endroit quelconque au moyen d'une cellule nerveuse. Les expériences citées plus haut nous montrent que cette réunion doit s'opérer dans les ganglions périphériques.

Dès lors, ainsi compris, le système sympathique devient un vrai arc réflexe : l'excitation périphérique est transmise au centre excito-réflexe, le ganglion périphérique, qui lui, réagit à son tour pour produire la vaso-constriction ou la vaso-dilatation, au moyen de l'inhibition de l'un des nerfs par l'autre.

Pathogénie de l'œdème hystérique.

Avec ces données, il était facile d'expliquer comment l'hystérie pouvait produire l'œdème au même titre que les maladies organiques du système nerveux.

Chacun connaît en effet la rougeur ou la pâleur fréquente chez les hystériques à la moindre émotion. Sydenham l'avait déjà remarqué en même temps que le refroidissement des extrémités et les sueurs générales ou partielles. En outre, le plus léger traumatisme, par exemple le frottement de la peau par la pointe mousse d'un crayon, produit un phénomène particulier de la peau connu sous le nom de dermographisme. De cette congestion vasculaire à la production de l'œdème et de la gangrène, il y a de nombreux traits d'union que M. le professeur Renaut nous a très bien définis.

Il dit à propos d'un homme hystérique : « Quand on trace une ligne sur la peau avec l'ongle ou un crayon mousse, ce n'est pas une simple *raie méningitique* qui surgit ; c'est un large ruban rose qui, en même temps qu'il s'élargit par la périphérie, devient par son centre œdémateux et ortié.

« La raie tracée sur la peau devient bientôt saillante et fait relief sur le tégument par œdème rapide du derme. Puis le liquide de cet œdème, emprisonné dans les mailles inextensibles du derme, comprimé les vaisseaux qui lui ont donné naissance, et l'axe de la raie devient le siège de ce que j'ai appelé « l'œdème anémique » tandis qu'à droite et à gauche continuent à se produire des nuages congestifs. Cette sorte d'urticaire traumatique est prurigineuse et suscite à distance des papules ortiées. Quant à la longue, elle s'est effacée, on peut la faire apparaître le lendemain par une simple friction légère de la peau.

Nous savons très bien actuellement ce qui se passe lors de la formation d'une lésion ortiée quelconque. Au début, une paralysie subite des artérioles commandant les cônes vasculaires de la peau ouvre dans la sphère de distribution de l'artère une aire de pleine circulation ; d'où la rougeur.

Dans cette aire de pleine circulation, le cours du sang se ralentit par insuffisance de débit des veinules qui y correspondent: d'où *diapédèse large aboutissant à l'œdème congestif.*

Les espaces interfasciculaires du derme étant inextensibles et le liquide de l'œdème exsudé sous pression ne pouvant les déployer pour y prendre place, ce liquide s'y accumule avec une tension croissante autour des vaisseaux. Quand cette tension est devenue égale et de signe contraire à la tension du sang dans les vaisseaux, ceux-ci s'aplatissent et leur lumière s'efface par contre-pression, où d'œdème anémique à l'aspect exsangue du centre de la papule ou de la raie ortiée.

Dans ces conditions, on voit même parfois l'épiderme céder à la haute pression intradermique propagée dans tous les sens ; d'où l'urticaire bulleuse, qui n'est point rare.

Si dans les cas d'urticaire vulgaire, les lésions ortiées n'étaient pas, comme on l'observe effectivement, ou tout à fait ou relativement éphémères, l'œdème anémique aurait une autre conséquence : la gangrène superficielle, arrondie, siégeant dans la portion de la peau voisine du corps muqueux, laquelle ne peut exister qu'au prix d'une irrigation soutenue, comme l'indique l'énorme développement de ses réseaux capillaires en bouquet. »

Cet œdème anémique dont parle le professeur Renaut n'est pas autre chose, question d'étendue mise à part, que l'œdème blanc des hystériques.

Cet œdème est causé par un trouble d'innervation des vaso-moteurs, tout comme les œdèmes angioneurotiques ou névro-vasculaires. Comme eux, il est le résultat d'une paralysie vasomotrice des vaisseaux qui irriguent les parties atteintes. L'analogie est frappante par exemple entre les troubles trophiques de la syringomyélie (main succubente) et les œdèmes hystériques ; seulement ces derniers sont sous la dépendance d'un trouble fonctionnel passager et les premiers d'une lésion organique persistante.

La cause de ce trouble fonctionnel n'est pas encore bien connue ; Trintignan, dans sa thèse, le rapporte à l'hyperexcitabilité du pouvoir excito-moteur de la moelle, qui réagirait d'une façon réflexe exagérée aux causes les plus insignifiantes venues du dehors. C'est dans cet ordre d'idées qu'on peut envisager ces œdèmes produits chez des hystériques par l'impression du froid, les émotions, etc.

L'anesthésie des hystériques n'empêche même pas cette action réflexe ; cette anesthésie est purement psychique et l'excitation périphérique est bien sentie réellement ; ainsi, si l'on pince la région œdémateuse on peut voir la pupille se dilater.

Le caractère de brusquerie dans l'apparition et la disparition vient encore à l'appui de cette explication par l'exagération de la force excito-motrice de la moelle. En effet cette force s'épuise à la longue et l'œdème disparaît avec la cause.

De tout ce que nous avons dit, on pourrait retenir que l'œdème hystérique est, par sa nature même, essentiellement transitoire ; or nous rencontrons parmi les faits cliniques, des exemples d'œdèmes hystériques très chroniques et même chroniques d'emblée. Par quel mécanisme cette chronicité s'établit-elle ? C'est là une question encore bien obscure. Pourtant, nous avons vu que Vulpian faisait intervenir, dans la production de l'œdème nerveux, l'altérationt trophique| de l'endothélium capillaire. Cette altération peut être due à la compression du vaisseau par le liquide séreux épanché en trop grande abondance, ou par un spasme trop prolongé des parois vasculaires, comprimant les terminaisons nerveuses qui cheminent à leur intérieur (Vulpian). Mais il n'est pas non plus impossible que cet œdème reçoive l'influence de centres nerveux distincts commandant cependant ces localisations morbides spéciales.

C'est une question sur laquelle nous reviendrons à propos du trophœdème chronique d'Henry Meige.

Mais s'il est possible que cette influence existe, il est tout naturel de penser que la durée de l'œdème marchera de pair avec la durée de la cause qui l'a produit, c'est-à-dire la névrose, « affection impalpable qui nous échappe encore ».

DEUXIÈME PARTIE

DU TROPHŒDÈME DANS L'ÉPILESIE

Nous avons donné comme titre à cette seconde
partie « Du trophœdème dans l'épilepsie » au lieu de
« Trophœdème épileptique » que nous aurions pu lui
donner par analogie au titre de la première partie ;
ce n'est pas pour vouloir nier toute relation de cause
à effet entre le trophœdème et l'épilepsie ; les troubles trophiques se rencontrent dans l'épilepsie aussi
bien que dans l'hystérie, avec les mêmes caractères,
et se produisent sans doute par le même mécanisme.
Mais l'une des observations que nous publions plus
loin présente tant de points de ressemblance avec le
trophœdème chronique d'Henry Meige que nous
n'avons pas voulu la ranger au nombre des troubles
vaso-moteurs ordinaires de l'épilepsie, mais bien dans
les dystrophies conjonctives d'origine inconnue dont
on a publié plusieurs observations dans ces dernières
années sous les noms divers de trophœdème chronique

héréditaire, éléphantiasis congénital, œdème segmentaire, etc.

Dans l'*Iconographie de la Salpêtrière*, 1899, Henry
Meige, revenant sur l'histoire d'une famille qu'il
avait présentée l'année précédente au congrès
des médecins aliénistes et neurologistes (1), propose
le mot de « trophœdème chronique » pour désigner
un œdème chronique, blanc, dur, indolore, à répartition segmentaire, et de cause actuellement indéterminée.

Ce trophœdème chronique pourrait, suivant les
cas s'appeler *segmentaire* (Debove), *pseudo-éléphantia-
ique* (Desnos), *héréditaire* si on le trouve chez plusieurs
me mbres de la même famille, *congénital* s'il survient
dès la naissance.

Cet état particulier avait déjà été signalé, mais sous
des noms différents.

En 1895, Follet (thèse de Paris) rapporte une observation intitulée : *Œdème névropathique consécutif à
des poussées d'œdème angio-nenrotique*, la nature de
cet œdème n'est pas bien connue, mais elle était
sans doute hystérique.

On trouve également dans la thèse de Louvier, 1897,
un certain nombre de cas d'*Œdème éléphansiasique
d'origine nerveuse*, qui ont beaucoup de rapports avec
le trophœdème chronique.

En 1897, Debove (1) publie une nouvelle observa-

(1) Congrès tenu à Angers, le 4 août 1898, *Presse médicale*, 14 décembre 1898.

(1) DEBOVE: Œdème segmentaire des membres inférieurs, *Soc.
méd. des hôpitaux*.

tion sous le nom d'*œdème segmentaire* des membres inférieurs sans qu'on puisse trouver une cause quelconque à la production de cet œdème.

En 1898, Henry Meige (2) fait intervenir le côté héréditaire et familial ; huit membres de la même famille sur quatre générations sont atteintes d'un œdème chronique, dur, blanc et indolore (sauf pour un cas) apparaissant à l'âge de la puberté, occupant tantôt les pieds et les jambes, tantôt la totalité des membres inférieurs et généralement du même côté.

Cette notion d'hérédité avait déjà été signalée par Desnos (3), elles se manifesterait même dans la ligne maternelle chez les sujets du sexe féminin. Higier (4) (de Varsovie) étudiant les œdèmes aigus ou chroniques dans les névroses, ajoute qu'il n'est pas rare qu'ils soient héréditaires.

Le cas de Milroy (5) est à ce sujet des plus typiques 22 individus d'une même famille composée de 97 membres et répartis sur 6 générations étaient atteints d'un œdème des membres inférieurs, s'arrêtant juste au niveau du genou.

Cette affection était limitée aux membres inférieurs tantôt d'un côté, tantôt des deux côtés ; elle était permanente sans aucun trouble local ou général.

(2) Henry MEIGE : *Loc. cit.*

(3) DESNOS : Œdème rhumatismal chronique, *Soc. méd. des hôpitaux*, 13 février 1891.

(4) HIGIER : Œdème aigu et chronique dans quelques névroses et en particulier dans l'hystérie, *Saint-Petersburger med. Wochenschrift.*, 1894, t. IV, p. 50.

(5) MILROY : *New-York medical Record*, 1893.

Depuis, ce trophœdème chronique héréditaire a de nouveau été signalé en 1900 par M. Lannois (1), quatre membres de la même famille sur trois générations présentaient de l'œdème des membres inférieurs.

En 1902 Lortal-Jacob (2) présentent à la *Société de neurologie de Paris*, deux cas de trophœdème chronique héréditaire chez des enfants.

A côté de ces trophœdèmes héréditaires il y en a d'autres qui sont congénitaux. Tobiesen (de Copenhague), Guinon, Collet et Beuter (3) en ont signalé des exemples. Rapin (4) en a également publié un cas.

Enfin le trophœdème survient encore isolément, apparaissant en général vers l'adolescence, sans rien dans l'hérédité qui se rapporte à cette dystrophie œdémateuse. Ce sont ces cas qui ont été publiés dernièrement par Vigouroux (5), Hertoghe (6), Mabille (7), Debove (8), et c'est également le cas de notre malade dont nous publierons plus loin l'observation et la photographie (voir obs. IX).

(1) LANNOIS: Trophœdème chronique héréditaire, *Nouv. Icon. de la Salpêtrière*, 1900, n° 6, p. 631.

(2) LORTAT-JACOB: Deux cas de trophœdème chronique héréditaire, *Soc. de neur.*, Paris, 13 mars ; R. N., 1902, p. 279.

(3) COLLET et BEUTER : *Lyon médical*, 5 avril 1903.

(4) RAPIN : Sur une forme d'hypertrophie des membres, *Nouv. Icon. de la Salpêtrière*, 1901.

(5) HERTOGHE : Contribution à l'étude du trophœdème. *Nouv. Icon. de la Salpêtrière*, novembre-décembre 1901, p. 495-502.

(6) VIGOUROUX: Œdème dystrophique du membre inférieur gauche, *Nouv. Icon. de la Salpêtrière*, 1899.

(7) MABILLE: Observation de trophœdème, *Nouv. Icon. de la Salpêtrière*, novembre-décembre 1902.

(8) DEBOVE: Sur un cas d'œdème segmentaire, *Journ. de méd. et de chir. pratique*, 14 mai 1902.

OBSERVATION IX (personnelle)

Recueillie dans le service du Docteur LANNOIS.

Trophœdème du membre inférieur droit chez une épileptique.

J... Célestine, âgée de trente-trois ans en octobre 1897, date de l'observation.

Antécédents héréditaires.—Père vivant âgé de soixante-treize ans, très alcoolique. N'a jamais pris de crises, n'était d'ailleurs nullement nerveux.

Mère morte à soixante-deux ans dans un accès de colique hépatique, point de maladie nerveuse, ni fausse couche. Elle a eu cinq filles et un garçon. Tous sont vivants et bien portants sans porter de signes de nervosisme. La malade était la dernière de neuf enfants dont trois sont morts : deux de diarrhée de Cochinchine, un de méningite probable à l'âge de onze ans.

Antécédents personnels. — La malade a eu le croup à l'âge de trois ans, cicatrice d'abcès sous-maxillaire ; elle a été très délicate dans son enfance ; bien réglée à dix ans et demi.

Elle a eu sa première crise à vingt-neuf ans ; dix-huit mois auparavant elle avait eu une frayeur violente, occasionnée par une crise d'alcoolisme du père, qui voulait une nuit s'approcher de son lit, mais cette frayeur ne paraît avoir nullement modifié son caractère jusqu'au moment de la première crise. Celle-ci débuta par une chute brusque, en descendant les escaliers. La malade resta huit jours sans connaissance, les dents serrées.

La deuxième attaque eut lieu place Bellecour six à huit mois plus tard.

En 1895, les attaques devinrent de plus en plus fréquentes, surtout nocturnes.

En 1897 elle en prenait plusieurs par semaine.

Description de la crise. — La malade se tourne du côté droit, pousse de grands cris. Période tonique et clonique. Hébétude pour toute la journée.

Pas d'émission d'urine ni de matières.

Pas d'aura.

Rougeur presque ecchymotique du cou et du tronc du côté droit.

État actuel. — La malade semble jouir d'une forte constitution et se plaint malgré tout de faiblesse générale. Elle ne paraît pas bien développée au point de vue intellectuel, elle a un aspect d'hébétude constante.

Examen somatique :

Tête. — Proéminence des bosses frontales.

    Diamètre antéro-postérieur 18,5
    Diamètre transverse 15,6
    Indice céphalique 82,5

La langue porte de nombreuses traces de morsure.

Membres. — La malade se dit plus faible du côté droit et surtout de la jambe droite (cependant on trouve 22 au dynamomètre des deux côtés).

Il existe une différence de volume des membres inférieurs, qui est due à un œdème blanc, dur, laissant à peine l'empreinte du doigt.

La date d'apparition de cet œdème n'est pas bien précise dans la mémoire de la malade, elle donne comme limites entre quinze et vingt ans ; cet œdème aurait débuté par le pied, envahissant progressivement la jambe, puis la cuisse. Cette évolution se serait produite en plusieurs mois, voire même en plusieurs années pour atteindre son volume définitif qui ne paraît pas s'être modifié depuis l'âge de vingt ans ; de plus elle se serait accomplie insensiblement sans que la malade en ressentît une gêne quelconque autre que la sensation de pesanteur. Aucun phénomène douloureux soit spontané, soit provoqué.

Examen de la malade. — Il existe en effet au membre inférieur droit un œdème qui occupe la région indiquée plus haut.
C'est un œdème blanc, dur, indolore, qui laisse très peu l'empreinte du doigt.

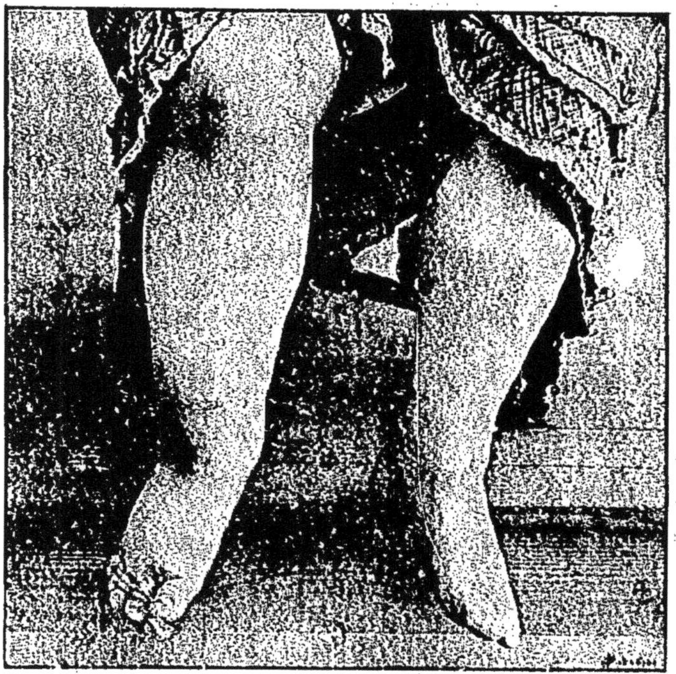

Fig. 1. — Erophædème chez une épileptique.

Les mensurations faites à divers endroits donnent les résultats suivants :

	Côté droit	Côté gauche
Coup de pied	21c/m »	22c/m 5
Malléoles	29 »	25 »
Mollet	41 5	38 »
Genou	40 »	39 »
A 10 centimètres au-dessus de la rotule . .	19 5	17 »

Si l'on veut bien tenir compte de ce fait que la jambe gauche présente également un léger œdème, on verra qu'en effet l'œdème est considérable.

La *sensibilité* dans cette région est très obtuse, il faut enfoncer profondément l'aiguille pour provoquer de la douleur, mais le contact est bien perçu, de même que les sensations de chaud et de froid.

La température locale a été prise et a donné 32° à droite et 32° 3 à gauche, donc peu de trouble thermique.

Motricité. — La force musculaire est également bien conservée dans les deux membres, quoique la malade se plaigne d'être plus vite fatiguée de la jambe gauche.

Le réflexe rotulien est très diminué à droite, normal à gauche.

Le réflexe plantaire est aboli à droite ; à gauche normal.

Rien au cœur. Pas d'albumine dans les urines.

État général : La malade jouit d'une excellente santé, elle paraît être d'une forte constitution ; elle s'occupe toute la journée à des travaux divers qui ne nécessitent pas de grands déplacements. Elle a un bon appétit. Obésité très marquée.

Cet œdème qui dure ainsi depuis vingt à vingt-cinq ans, sans changement notable de volume, ne paraît pas être sous la dépendance d'un trouble fonctionnel, dû à la névrose.

Nous publions à côté une observation d'œdème transitoire *chez une épileptique* qui nous montrera un type tout différent.

OBSERVATION X (inédite)
Due à l'obligeance du Docteur Lançon.

Mme X..., rentière, âgée de quarante-deux ans.
Rien dans les antécédents héréditaires.

On ne peut préciser si elle a été accouchée au forceps, mais on sait de source certaine que l'accouchement a été très long et que l'enfant a failli mourir. Dans l'enfance elle a eu à plusieurs reprises des convulsions graves. La malade est nettement *minus habens*, il est difficile d'obtenir d'elle des renseignements précis. Elle paraît avoir eu des crises comitiales sur lesqu'elles elle s'explique mal, mais ces années dernières elle en a eu trois dont la description ne laisse aucun doute au point de vue de la nature comitiale.

Les crises ont été observées par les personnes de l'entourage.

Fièvre typhoïde à dix-sept ans, pas d'autre maladie grave.

Au commencement de novembre 1903 on constate chez elle un œdème volumineux du membre supérieur droit ; il avait débuté deux semaines auparavant au niveau des phalangettes et envahi progressivement le membre ; il est surtout marqué aux doigts, à la main et à l'avant-bras. La première phalange du médius mesure plus de 8 centimètres, le poignet 23 centimètres et demi, l'avant-bras 20. La peau est lisse, tendue, décolorée, avec les veines superficielles très apparentes. Le godet par la pression du doigt est peu marqué et disparaît rapidement ; il est strictement limité au membre supérieur droit.

Il n'y a d'autre trouble subjectif qu'une légère douleur au niveau de l'avant-bras. Sensibilité conservée avec légère diminution au toucher, au niveau des parties œdématiées.

On ne trouve aucun trouble somatique : la malade est bien réglée, le cœur est absolument normal, les urines sont claires (1.850 et 1.020 grammes en vingt-quatre heures). Elles ne contiennent ni sucre, ni albumine.

L'état général est excellent, il y a un nervosisme très marqué avec exagération des réflexes rotuliens, dermographisme, etc. Nous avons déjà dit que la malade était peu développée intellectuellement.

État mental de scrupuleuse.

Différents médicaments furent essayés surtout au point de vue suggestif : théobromine, théocine, bleu de méthylène, électrisation. Aucun résultat ne fut obtenu, il y eut même une augmentation de l'œdème pendant le traitement.

La malade fut perdue de vue pendant quelque temps. Revue à la fin de décembre, l'œdème avait disparu, sans qu'il ait été fait aucun traitement et la malade avait repris sa vie ordinaire.

Il n'y a pas de relation étroite entre les crises et l'apparition de l'œdème.

Cette observation est à rapprocher des suivantes, publiées par Féré et Teissier (in thèse de Dreyfus). Elles présentent toutes ce même caractère d'apparition brusque et de disparition rapide, sans aucune espèce de traitement, qui est le propre de toutes les manifestations des névroses.

OBSERVATION XI

FÉRÉ (1). *Belgique médicale.*

Œdème post-épileptique.

On sait que les épileptiques présentent fréquemment des troubles vaso-moteurs, parmi lesquels la main succulente ; l'œdème post-convulsif est rare, sauf après l'état de mal. Féré cite un cas d'épilepsie tardive survenu chez une femme de quarante-cinq ans chez laquelle un œdème aigu général se produisit presque aussitôt après un accès. Durée : dix heures. Lysis rapide en une heure. La connaissance ne revint que vers ce moment. Cet accident reparut quelque temps après ; la malade succomba.

Il ne peut s'expliquer que par une paralysie vaso-motrice inusitée.

(1) FÉRÉ : Œdème post-épileptique, *Belgique médicale*, 1901, n° 65; in *Revue neurologique*, p. 340.

OBSERVATION XII

(In th. DREYFUS. Lyon, 1900.)

Œdème épileptique

R..., épileptique, vingt et un ans. Entré au Perron le 17 septembre 1882.

Pas d'antécédents héréditaires ou personnels. Depuis l'enfance, crises épileptiques rares comme fréquence ; intelligence très faible, se rapprochant de l'idiotisme. Dans le courant de septembre 1884, le malade est pris brusquement de fatigue généralisée, de brisements musculaires, avec anasarque, bouffissure de la face et des paupières, œdème des membres, gardant mal l'empreinte du doigt.

Rien au cœur. Rien dans les urines.

Traitement. Poudre de Dower.

En huit jours résolution complète.

Cette *origine inconnue*, jointe à la chronicité, rapproche le cas de l'observation IX de ceux qui ont été publiés sous les noms divers d'éléphantiasis, d'hypertrophie unilatérale du corps, d'adipose sous-cutanée, d'œdème segmentaire, de trophœdème.

Quelle est la pathogénie de ces œdèmes ? C'est une question pleine d'obscurité qui a donné lieu à bien des controverses et qui divisera encore les auteurs tant que l'anatomie pathologique n'aura pas apporté une sanction définitive.

Une chose certaine, c'est que tous les auteurs s'entendent pour leur accorder une origine médullaire, mais où ils ne s'entendent plus, c'est pour savoir quelle partie de la moelle est atteinte ; les pathologistes admettent en général l'existence de centres trophiques distincts, régissent le fonctionnement du tissu conjonctif, tandis que les physiologistes nient énergiquement cette existence.

Entre les deux partis nous ne saurions nous prononcer, mais il est certain que la première théorie est une hypothèse bien séduisante pour l'explication des faits cliniques.

En effet, l'apparition du trophœdème comme manifestation isolée, indépendante d'aucun trouble moteur ou sensitif, n'est pas chose bien rare ; les observations de Rapin, Hertoghe en sont des exemples manifestes. Pourquoi donc ne pas admettre que cette hypertrophie conjonctive peut relever d'un trouble d'innervation centrale ou périphérique, au même titre que l'amyotrophie ?

Landouzy a déjà émis cette hypothèse à propos de l'adipose sous-cutanée ; il admettrait volontiers « que les actions trophiques du tissu conjonctif sous-cutané n'ont ni mêmes centres, ni mêmes conducteurs que les muscles et la peau ».

Il ajoute même, en terminant son mémoire : « Ce qu'on doit retenir surtout des considérations cliniques, c'est que la constatation de l'obésité partielle, l'étude des conditions dans lesquelles elle se produit, les limites dans lesquelles elle s'étend, constituent une véritable dissociation pathologique, qui permettra peut-être, par la réunion d'observations attentives et de nécropsies minutieuses, de distinguer et de localiser les centres et les conducteurs du tissu conjonctif sous-cutané. Ici encore, comme le disait, il y a vingt ans, M. Gubler, à propos du ramollissement cérébral atrophique : « La pathologie fournira les lumières à l'anatomie et à la physiologie » en les aidant à découvrir les voies par lesquelles l'influence trophique est conduite d'une part aux muscles, d'autre part enfin au tissu cellulaire sous-cutané », et aux os, aurait pu ajouter Landouzy.

Cette distinction des centres pour chaque système de l'organisme : muscles, os, tissu cellulaire sous-cutané, n'a rien qui doive nous surprendre, puisque nous voyons déjà cette « division des rôles » (Rapin) dans le domaine de la sensibilité ; car, si l'on en croit les recherches de Goldscheider, les nerfs qui nous renseignent sur la thermalité seraient de deux sortes : « Les nerfs destinés à la perception des basses températures ne sont pas ceux qui recueillent les impressions calorifiques. Les premiers sont insensibles à la chaleur ; les seconds échappent à l'action des réfrigérants. »

Si ces centres trophiques existent, il y a tout lieu de croire, dit Henry Meige, qu'ils siègent dans l'axe gris de la moelle.

La superposition fréquente de l'œdème aux paralysies et aux contractures (Gilles de la Tourette et Dutil) font penser que ces centres doivent se trouver dans le voisinage des cellules motrices.

D'autre part il est fréquent d'observer, dans les amyotrophies, de l'adipose sous-cutanée. Duchenne (de Boulogne) avait coutume de faire des plis à la peau pour démasquer l'atrophie musculaire, et à l'occasion d'une atrophie progressive de l'adulte, il disait : « L'abondance du tissu cellulaire sous-cutané peut masquer l'atrophie musculaire. »

Pour en revenir au trophœdème nous conclurons avec Henry Meige que « le trophœdème peut être considéré comme la conséquence d'une altération des centres trophiques du tissu cellulaire.

« Dans le trophœdème congénital, on incriminera une anomalie congénitale des centres trophiques conjonctifs. Pour le trophœdème acquis, il faut admettre une fragilité congénitale de ces mêmes centres qui les rend plus facilement altérables sous l'influence des causes extérieures. »

Rappelons enfin qu'en ce qui concerne les troubles vaso-moteurs, les œdèmes que l'on constate dans la syringomyélie, les hémiplégies anciennes, les tumeurs médullaires, le tabès, etc., les auteurs ont une tendance à localiser les lésions au niveau du tractus intermédio-lateralis de Clarke (Pierret) ou de la substance grise avoisinant la base des cornes antérieure et postérieure (1).

-----

(1) Voir à ce sujet le travail récent de MM. Lannois et Porat : Erythromélalgie suivie de gangrène des extrémités avec autopsie (Revue de médecine, octobre 1903).

CONCLUSIONS

1° Il existe dans l'hystérie, au nombre des troubles trophiques, un œdème du tissu cellulaire sous-cutané et de la peau, déjà décrit par Sydenham, que l'on peut désigner par le terme de trophœdème hystérique: que nous appelons « trophœdème ».

2° Cet œdème a presque toujours une répartition segmentaire, et siège le plus souvent aux membres, mais aussi parfois au sein et au visage. Il est en général de courte durée, mais peut passer à l'état chronique, et même s'établir chronique d'emblée.

3° Il survient chez des individus à tares manifestement hystériques, et présentant la diathèse vaso-motrice; plus rarement il revêt l'allure de l'hystérie mono-symptomatique.

4° La pathogénie de ce trophœdème n'est pas bien connue; on le considère comme le résultat d'une paralysie vaso-motrice, produite par l'hyperexcitabilité de la force excito-motrice de la moelle.

5° Le trophœdème se rencontre également dans l'épilepsie; comme l'œdème hystérique, il peut être brusque dans son apparition et sa disparition ; plus rarement, il s'en distingue par une longue chronicité.

6° Cette forme chronique est vraisemblement sous la dépendance d'une disposition anormale de centres trophiques distincts, dont le siège exact n'a pu être déterminé jusqu'ici, mais doit se trouver dans la moelle au voisinage de la base des cornes antérieures.

INDEX BIBLIOGRAPHIQUE

SYDENHAM. — Médecine pratique, avec des notes par M. A. JUAULT, nouvelle édition, cinquième partie, Avignon, an VIII, 1799.

RAMONEL. — Thèse de Strasbourg, 1867.

MARTIN. — Thèse de Paris, 1870.

POTAIN. — *Rev. méd. et chir. prat.*, 1879 ; *Académie de médecine*, 17 octobre 1882.

V. DAMASCHINO. — Troubles trophiques dans l'hystérie, *Gazette des hôpitaux*, 1880, p. 561-563.

REVILLOUT. — Troubles trophiques, *Gazette des hôpitaux*, 1880.

FABRE. — Nouveaux fragments de clinique médicale. L'hystérie viscérale, Paris, Delahaye et Lecrosnier, 1883.

WEIR MITCHELL. — Unilateral sweling of hysterical hemiplegy, *The American journal of mental Science*, 1884, t. LXXXVIII, p. 94.

RIES. — Uber persistirende Œdeme, thèse de Berlin, 1886.

TEISSIER. — Œdèmes vaso-moteurs, *Province médicale*, Lyon, 1887.

CHARCOT. — Leçons du mardi à la Salpêtrière, t. II. Leçon du 28 janvier 1889.

GILLES DE LA TOURETTE ET DUTIL. — Contribution à l'étude des troubles trophiques dans l'hystérie. Atrophie musculaire et œdème, *Nouvelle Iconographie de la Salpêtrière*, t. II, p. 241, novembre 1889.

CHARCOT. — Œdème bleu des hystériques, *Journal de méd. pratique*, septembre 1890.

CHARCOT. — Œdème bleu des hystériques, *Progrès médical*, 11 octobre 1890.

CHARCOT. — Œdème bleu des hystériques reproduit expérimentalement par suggestion, *Revue de l'hypnotisme*, 1er juin 1890.

TRINTIGNAN. — Œdème hystérique, thèse de Paris, 17 avril 1890.

ATHANASSIO. — Troubles trophiques de l'hystérie, thèse de Paris, 27 mars 1890.

PITRES. — Troubles trophiques de l'hystérie, *Progrès médical*, 21 février 1891.

BOIX. — Œdème bleu hystérique, *Nouvelle Iconographie de la Salpêtrière*, janvier-février 1891.

RICHARDIEU. — Troubles trophiques dans l'hystérie, *Soc. méd. hôp.*, 13 mars 1891.

THIBIERGE. — Un cas d'œdème bleu hystérique, *Société française de dermatologie*, 10 mars 1892.

Mⁿᵉ BERTILLON. — Un cas d'œdème hystérique, *Archives de neurologie*, 1892.

ERN. WILLS ET DUDLLY COWPER. — Anglo-neurotic œdema with a record of 5 cases, *Brain*, 1893, p. 382.

GAJKIEWICZ. — Un cas d'œdème hystérique, *Gaz. lek.*, septemb. 1893.

WIZEL. — Hystérie avec œdème bleu et certains troubles de la mémoire, *Gaz. lek.*, 6 septembre 1893.

CARBOSI. — Un cas d'œdème hystérique, *Gazzetta degli Ospedali*, 1893.

COSU. — Œdème hystérique, voir *Revue Rouvier*, 1894.

HUCHARD. — Des œdèmes nerveux, *Journal des Prat.*, IV, p. 37, 1894.

GERHARDT. — Contribution au traitement de l'œdème cutané, *Munich med. Woch.*, p. 100, mars 1894.

G. MEYER. — Éléphantiasis des jambes chez une hystérique, *Soc. de méd. de Berlin*, 7 mai 1894.

GEVAERT. — Œdème anglo-neurotique chez un enfant de trois ans, *Rev. mal. de l'enf.*, juillet 1894.

DELACOUR. — Observation d'œdème hystérique, *Bull. Soc. scient. de l'Ouest*, t. III, mars 1894.

HIGIER. — Acutes und chronisches Œdem bei manchen Neurosen, inbesondere bei Hysterie, voir *Revue Rouvier*, 30 mars 1895.

LÉVI. — Forme hystérique de la maladie de Raynaud et de l'érythroménalgie, *Archives de Neurol.*, janvier 1895.

LAZARUS BARLOW. — Pathologie de l'œdème, *Brit. med. Journ.*, 23 mars 1895.

MAUCLAIRE. — Œdème phlegmoneux sous-cutané d'origine nerveuse, *Tribune méd.*, 27 février 1895.

FOLLET. — Sur la pathogénie de quelques états éléphantiasiques, thèse de Paris, 1895.

Soyez. — Œdème hystérique, thèse de Paris, 1895-1896.

Alelekoff. — Pathologie de l'œdème bleu, *Medicinskoïe Obozrinié*, t. XLV, 1896.

— Étude anatomo-pathologique de l'œdème bleu, in *Archives de Neurol.*, mai 1896.

Morel. — Épididymite hystérique avec œdèmes nerveux et poussées incessantes d'érythème noueux, *Médecine moderne*, 11 mars 1896.

Widal — Ulcérations buccales, œdèmes, érythèmes noueux, orchites probablement d'origine hystérique, *Société médicale des hôpitaux*, 22 mai 1896.

Pardo. — Un cas d'œdème hystérique, *Société des hôpitaux de Rome*, 1896.

Debove. — L'œdème segmentaire, *Bull. Soc. méd. Hôp.*, Paris, 1897.

Lourier. — L'œdème névropathique éléphantiasique, thèse de Paris, 1897.

Moutard, Martin et Bacaloylu. — Les œdèmes névropathiques. Main succugente dans l'hémiplégie hystérique, in *Revue Neurol.*, 1897.

E. Gagnoin. — Œdème hystérique alternant avec les accès convulsifs. Contribution à l'étude de la toxémie dans l'hystérie, in *Revue Neurol.*, 1898.

Meige. — Œdème familial; IXᵉ Congrès des médecins aliénistes et neurologistes, Angers, 4 août 1898, *Presse médicale* du 14 décembre 1898.

Henry Meige. — Trophœdème chronique héréditaire, *Nouv. Icon. de la Salp.*, 1899, nº 6.

Vigouroux. — Œdème dystrophique du membre inférieur gauche, *Nouv. Icon. de la Salp.*, 1899, nº 6, p. 481.

Lannois. — Une observation de trophœdème chronique héréditaire, *Nouv. Icon. de la Salp.*, 1900, nº 6, p. 631.

Rapin. — Sur une forme d'hypertrophie des membres, *Nouv. Icon. de la Salp.*, nov.-déc. 1901, p. 473-495.

Hertoghe. — Contribution à l'étude du trophœdème, *Nouv. Icon. de la Salp.*, nov.-déc. 1901, p. 495-502.

Mabille. — Observation de trophœdème, *Nouv. Icon. de la Salp.*, nov.-déc. 1901, nº 6, p. 501.

Raymond et Cestan. — Œdème hystérique, in *Revue Neurol.*, 1901, p. 666.

Féré. — Œdème post-épileptique, *Belgique médicale*, 1901, n° 45, in *Revue Neurol.*, p. 340.

Dufour. — Œdème hystérique, *Revue Neurol.*, 1902, p. 631.

Lortat-Jacob. — Deux cas de trophœdème chronique héréditaire, S. N. de Paris, 13 mars. *Revue de Neurol.*, 1902, p. 279.

Debove. — Sur un cas d'œdème segmentaire, *Journal de méd. et de chirurgie pratiques*, 10 mai 1902, art. 10374.

Collet et Beutter. — Œdème congénital du membre supérieur, *Lyon médical*, 5 avril 1903.

Lannois et Porot. — Érythromélalgie, etc., *Revue de médecine*, oct. 1903.

Lannois et Lançon. — Du trophœdème hystérique, *Journal des médecins praticiens*, Lyon, 31 déc. 1903.

Brodie. — Leçons sur les affections nerveuses locales, trad. française du Dʳ Aigre.

Grasset. — Traité des maladies nerveuses.

Axenfeld et Huchard. — Traité des névroses.

Hammond. — Traité des maladies du système nerveux. Traduction de Labadie-Lagrave, Paris, 1879.

Gilles de la Tourette. — Traité de l hystérie.

Pitres. — Leçons cliniques sur l'hystérie et l'hypnotisme.

Sollier. — Genèse et nature de l'hystérie.

Cassirer. — Die Vasomotorish-trophischen Neurosen, Berlin 1901.

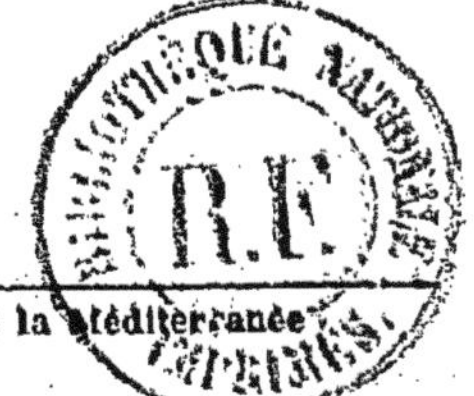

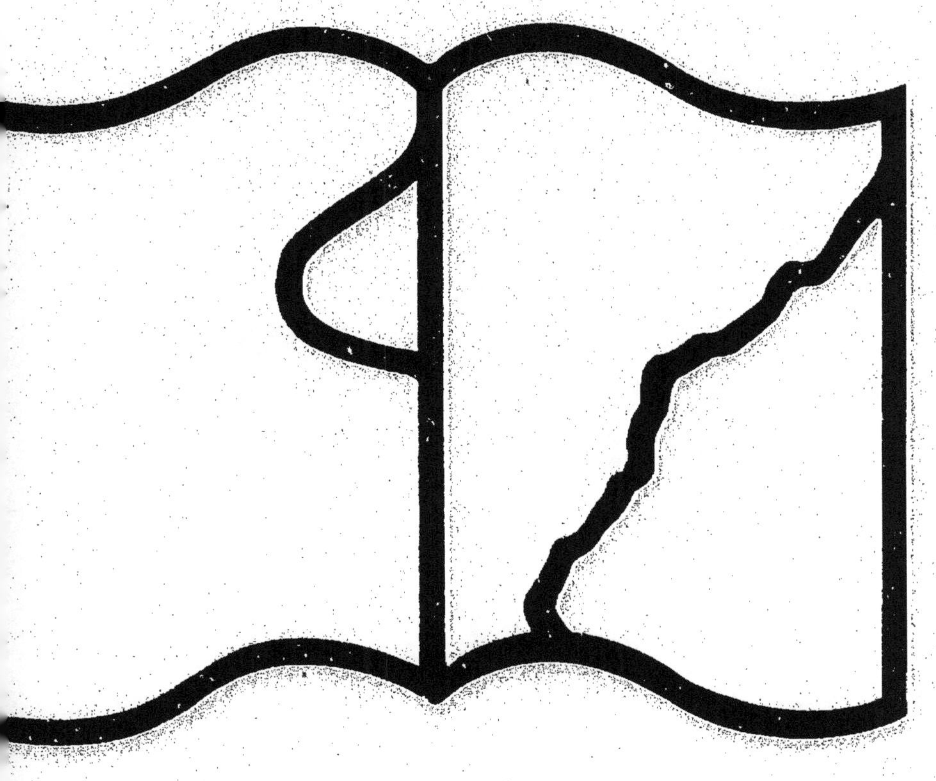

Texte détérioré — reliure défectueuse
NF Z 43-120-11

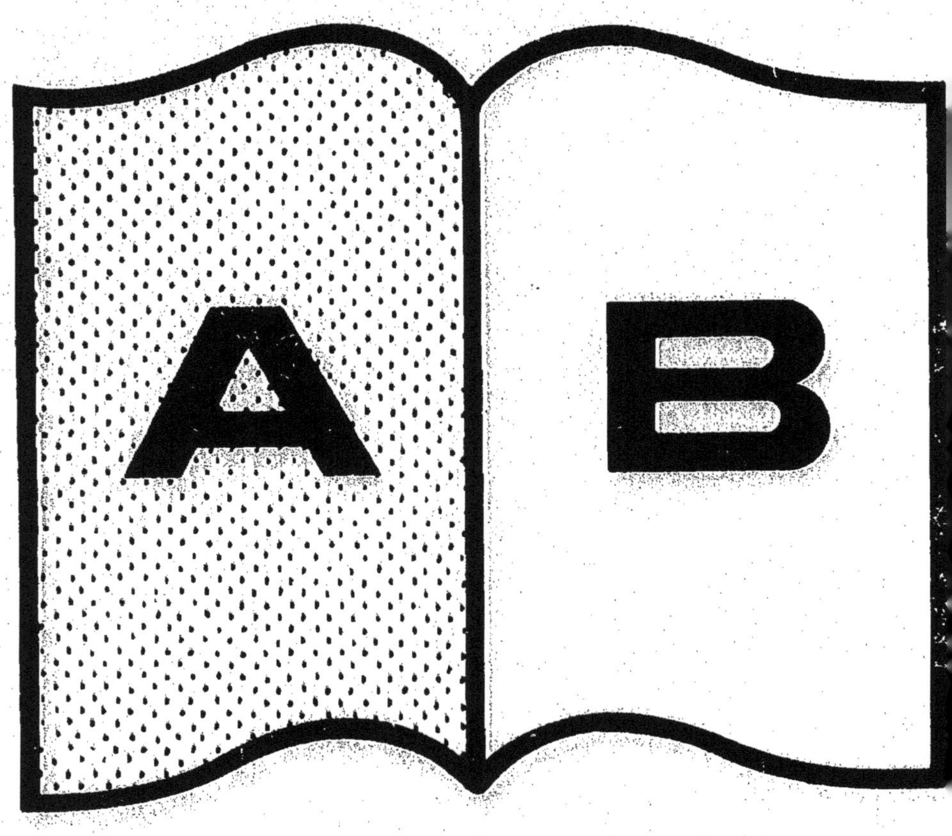

Contraste insuffisant

NF Z 43-120-14